医学影像技术实训与考核

医学影像检查技术
实训与考核

主编 崔军胜 李少民 王 帅

YIXUE YINGXIANG JIANCHA JISHU
SHIXUN YU KAOHE

郑州大学出版社

郑州

图书在版编目(CIP)数据

医学影像检查技术实训与考核/崔军胜,李少民,
王帅主编. —郑州:郑州大学出版社,2014.8(2018.12 重印)
（医学影像技术实训与考核）
ISBN 978-7-5645-1959-9

Ⅰ.①医…　Ⅱ.①崔…②李…③王…　Ⅲ.①影像诊
断-高等职业教育-教学参考资料　Ⅳ.①R445

中国版本图书馆 CIP 数据核字（2014）第 172182 号

郑州大学出版社出版发行

郑州市大学路 40 号　　　　　　　　邮政编码:450052
出版人:张功员　　　　　　　　　　发行部电话:0371-66966070
全国新华书店经销
北京虎彩文化传播有限公司印制
开本:787 mm×1 092 mm　1/16
印张:14.5
字数:346 千字
版次:2014 年 8 月第 1 版　　　　　印次:2018 年 12 月第 4 次印刷

书号:ISBN 978-7-5645-1959-9　　　　定价:36.00 元

编者名单

主　编

　　崔军胜　李少民　王　帅

副主编

　　杨贤增　王向华　陈丽英　李丽娜　刘燕茹　杨　莉

编　委（按姓氏笔画排列）

　　王　帅　南阳医学高等专科学校
　　王　续　南阳医学高等专科学校第一附属医院
　　王向华　周口职业技术学院
　　王献红　郑州澍青医学高等专科学校
　　卢　禹　南阳医学高等专科学校第一附属医院
　　刘燕茹　包头医学院
　　李少民　安阳职业技术学院
　　李丽娜　包头医学院
　　杨　莉　河南医学高等专科学校
　　杨贤增　南阳医学高等专科学校第二附属医院
　　张　武　南阳医学高等专科学校第一附属医院
　　张玲玲　郑州澍青医学高等专科学校
　　陈丽英　河南医学高等专科学校
　　洪　伟　南阳医学高等专科学校第一附属医院
　　崔军胜　南阳医学高等专科学校
　　鲍志国　河南大学第一附属医院
　　魏　磊　南阳医学高等专科学校第二附属医院

前　言

　　本书结合高职高专医学影像技术专业人才培养目标和学生特点,严格遵循实用够用原则,紧紧围绕提高学生实践操作能力的教学目标,在实训项目的设计上紧密结合现行"十一五"国家级规划教材《医学影像检查技术》,同时结合临床医学影像技术专业的飞速发展趋势,对数字化影像检查技术(CR、DR、CT、MRI 等)适当增加了实训教学内容,旨在为学生的职业技能培养奠定良好的基础。

　　本实训教材在内容编写上充分体现了教育部教高[2006]16 号文件提出的"任务驱动,项目导向",融"教、学、做"为一体的教学模式。内容包括实训内容、综合技能实训考核、技能训练题库三部分。其中第一部分实训内容,共编写了 7 个实训项目,42 项实训任务,包括 X 线成像基本理论、常规 X 线摄影检查技术、数字 X 线摄影检查技术、造影检查技术、图像后处理技术、CT 扫描检查技术、MRI 扫描检查技术。第二部分综合技能实训考核,共设计了 20 项技能考核项目,主要以临床常见、常用的检查技术为主。第三部分技能训练题库,结合近年来放射医学技术专业资格考试,共筛选、编写了 400 道单选题,旨在从理论上提高学生的操作能力。

　　本教材在内容编写上注意实践操作与理论知识的衔接,不仅可指导学生在校的实训课,也对学生的临床实习及将来的临床工作具有一定的参考价值。

　　参加本实训教材编写的单位有:南阳医学高等专科学校、安阳职业技术学院、包头医学院、河南医学高等专科学校、南阳医学高等专科学校第一附属医院和第二附属医院、周口职业技术学院、郑州澍青医学高等专科学校。编写工作得到各参编单位的大力支持,在此深表感谢。

　　由于编者水平有限,内容难免存在不妥之处,谨请读者给予指正。

编　者
2014 年 5 月

目 录

第一部分 实训内容 ……………………………………………………………… 1

  项目一 X线成像基本理论 …………………………………………………… 3

    任务一 X线影像的观察 …………………………………………………… 3

    任务二 阳极效应及焦点方位特性的测试 ……………………………… 5

    任务三 滤线栅的应用 ……………………………………………………… 6

    任务四 运动性模糊对影像质量的影响 ………………………………… 8

    任务五 X线投照影像失真分析 ………………………………………… 10

  项目二 常规X线摄影检查技术 …………………………………………… 13

    任务一 手后前位和手斜位摄影 ………………………………………… 13

    任务二 腕关节后前位、腕关节侧位、腕部舟骨尺偏位摄影 ………… 15

    任务三 肘关节前后位、肘关节侧位和肘关节轴位摄影 …………… 18

    任务四 肱骨侧位和肩关节前后位摄影 ………………………………… 21

    任务五 足前后位和足内斜位摄影 ……………………………………… 23

    任务六 跟骨侧位、跟骨底跟轴位摄影 ………………………………… 26

    任务七 踝关节前后位和踝关节侧位摄影 …………………………… 28

    任务八 膝关节前后位和膝关节侧位摄影 …………………………… 30

    任务九 髌骨轴位和髋关节前后位摄影 ………………………………… 32

    任务十 第3~第7颈椎前后位、颈椎侧位、颈椎斜位摄影 ………… 35

    任务十一 胸椎正位和胸椎侧位摄影 …………………………………… 37

    任务十二 腰椎前后位和腰椎侧位摄影 ………………………………… 40

    任务十三 尾骨前后位和尾骨侧位摄影 ………………………………… 42

    任务十四 胸部后前位和胸部侧位摄影 ………………………………… 45

    任务十五 心脏大血管左前斜位和右前斜位摄影 …………………… 47

    任务十六 腹部仰卧前后位和腹部站立前后位摄影 ………………… 50

    任务十七 头颅后前位和头颅侧位摄影 ………………………………… 52

    任务十八 许氏位和梅氏位摄影 ………………………………………… 55

    任务十九 瓦氏位和柯氏位摄影 ………………………………………… 57

    任务二十 乳腺X线摄影 ………………………………………………… 60

　　　任务二十一　口腔曲面全景 X 线摄影 ······················ 62

项目三　数字 X 线摄影检查技术 ······························· 66
　　　任务一　CR 摄影技术 ······································ 66
　　　任务二　DR 摄影技术 ······································ 69

项目四　造影检查技术 ·· 73
　　　任务一　静脉尿路造影检查技术 ···························· 73
　　　任务二　上消化道造影检查技术 ···························· 75
　　　任务三　心脏大血管造影 ································· 78

项目五　图像后处理技术 ······································ 82
　　　任务一　暗室基本操作及安全灯的测试 ······················ 82
　　　任务二　显影液、定影液配置及照片手工冲洗 ·················· 85
　　　任务三　自动洗片机和干式激光打印机操作技术 ················ 91

项目六　CT 扫描检查技术 ····································· 98
　　　任务一　颅脑 CT 扫描检查技术 ···························· 98
　　　任务二　胸部 CT 扫描检查技术 ··························· 101
　　　任务三　腹部及盆腔 CT 扫描检查技术 ······················ 104
　　　任务四　脊柱 CT 扫描检查技术 ··························· 108

项目七　MRI 扫描检查技术 ··································· 112
　　　任务一　颅脑 MRI 扫描检查技术 ·························· 114
　　　任务二　胸部 MRI 扫描检查技术 ·························· 116
　　　任务三　肝 MRI 扫描检查技术 ··························· 118
　　　任务四　腰椎 MRI 扫描检查技术 ·························· 120

第二部分　综合技能实训考核 ·································· 123
　　考核一　肘关节正位摄影 ································· 125
　　考核二　肘关节侧位摄影 ································· 127
　　考核三　肩关节前后位摄影 ······························ 129
　　考核四　足正位摄影 ··································· 131
　　考核五　足内斜位摄影 ································· 133
　　考核六　膝关节前后位摄影 ······························ 135
　　考核七　膝关节侧位摄影 ································· 137
　　考核八　腰椎前后位摄影 ································· 139
　　考核九　腰椎侧位摄影 ································· 141
　　考核十　髋关节前后位摄影 ······························ 143
　　考核十一　头颅后前位摄影 ······························ 145
　　考核十二　头颅侧位摄影 ································· 147
　　考核十三　瓦氏位摄影 ································· 149
　　考核十四　胸部正位摄影 ································· 151
　　考核十五　胸部侧位摄影 ································· 153

考核十六　上消化道造影检查 ……………………………………… 155

考核十七　颅脑 CT 平扫 …………………………………………… 156

考核十八　胸部 CT 平扫 …………………………………………… 158

考核十九　肝脏 CT 平扫+增强 …………………………………… 160

考核二十　腰椎 CT 平扫 …………………………………………… 162

第三部分　技能训练题库 …………………………………………… 165

实训题集一 …………………………………………………………… 167

实训题集一答案 ……………………………………………………… 178

实训题集二 …………………………………………………………… 179

实训题集二答案 ……………………………………………………… 190

实训题集三 …………………………………………………………… 191

实训题集三答案 ……………………………………………………… 203

实训题集四 …………………………………………………………… 204

实训题集四答案 ……………………………………………………… 216

附录一　常规 X 线摄影曝光参考条件 …………………………… 217

附录二　医学影像检查技术实训任务书 …………………………… 220

参考文献 ………………………………………………………………… 221

第一部分

实训内容

项目一　X线成像基本理论

任务一　X线影像的观察

【实训目标】

了解 X 线设备及 X 线发生的基本原理,加深理解和认识被检体在电视监视器荧光屏上和 X 线片上形成影像的原理和特点。熟悉 X 线设备的基本操作。

【知识目标】

初步了解 X 线摄影及 X 线透视设备,熟悉荧光图像和 X 线片形成影像的原理和特点,掌握正像和负像的概念。

【能力目标】

学会 X 线机的基本操作,熟练掌握正像和负像在影像学上的区别,掌握 X 线摄影及 X 线透视这两大放射科常规检查手段在临床应用中的优点、缺点及各自不同的适应检查范围。

【素质目标】

养成严谨认真的工作作风,掌握系统、规范的操作标准,培养良好的工作习惯及团队协作精神。培养学生用实事求是的科学态度观察、分析和解决问题的能力;用理论联系实践的方法学习后续课程。爱护仪器、设备。

【实训原理】

透视是使透过被检体的 X 线照射于荧光屏,因荧光屏接受的 X 线强度不同,所以被激发产生的荧光强度不同。组织密度小、厚度小的部位透过 X 线强度大,显示高亮度影像;组织密度大、厚度大的部位透过 X 线强度小,显示低亮度影像,称之为正像。X 线摄影是利用 X 线以及增感屏发出的荧光对胶片进行感光,经化学后处理技术还原出大量的黑色银原子而形成一定光学密度,构成 X 线片影像,其特点是透过 X 线多的部分显示低密度影像,而透过 X 线少的部位显示高密度影像,称之为负像。

【实训器材】

X 线机(带透视功能)、胸部正位 X 线片若干份、观片灯等。

【实训步骤】

1．X 线正像观察

（1）在透视室内对被检者进行胸部透视（若用普通荧光屏透视，应做好暗适应）。

（2）识别荧光屏上的影像，观察荧光屏上明、暗不同的组织影像表现。

（3）让被检者深吸气和深呼气，观察膈肌的动态变化；被检者平静呼吸状态下，观察其心脏搏动情况。

（4）被检者双上肢上举，身体向左或右转动，观察荧光屏上的影像。

2．X 线负像观察

（1）在实训室内将胸部正位 X 线片置于观片灯上。

（2）观察 X 线片影像，识别组织密度较高的肋骨、纵隔，以及密度低、含气多的肺组织影像。

（3）肋骨、纵隔等为透光较强的部位，表示该部分组织吸收 X 线量多；肺组织为透光较弱的部位，表示该组织吸收 X 线量少。

3．比较胸部 X 线片影像与透视时荧光屏上影像的不同之处。

【实训记录】

记录实训操作过程、设备型号及分析结果，书写实训报告。

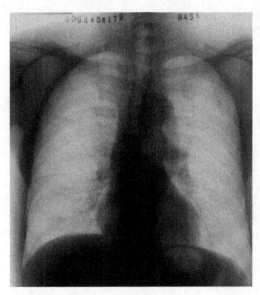
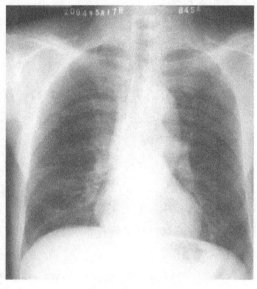

正像　　　　　　　　　　　　　　　负像

【实训讨论】

1．比较同一被检组织及器官（以胸部为例）在正像和负像上的不同点。

2．X 线透视和摄影各有哪些优点、缺点？

【思考与练习】

1．了解正像形成过程，为何荧光影像要比 X 线片影像清晰度差？

2. 总结 X 线透视和摄影在临床检查中的不同适应范围。

任务二 阳极效应及焦点方位特性的测试

【实训目标】

学会测定 X 线管焦点大小的方法。通过对 X 线片的正确分析,认识焦点面上及照射野的线量分布。观察阳极效应及焦点方位特性。理解阳极效应及焦点方位特性的形成原理。

【知识目标】

通过对 X 线球管阴极灯丝、阳极靶面、阳极倾角等结构的认识,理解和掌握阳极效应及焦点方位特性的概念及形成原理;对 X 线球管焦点大小形成正确的认识。

【能力目标】

在明确 X 线球管构造(阴极、阳极)的基础上,学会在摄影体位操作中合理利用阳极效应及焦点方位特性以提高图像质量。

【素质目标】

培养严谨认真的工作作风,掌握系统、规范的操作标准,培养良好的工作习惯及团队协作精神。培养学生用实事求是的科学态度观察、分析和解决问题的能力;用理论联系实践的方法学习后续课程。爱护仪器、设备。

【实训原理】

应用小孔成像原理,将针孔置于 X 线管中心线上,调整摄影距离,通过 X 线曝光,测量出照片上焦点像的尺寸,除以放大率($M=b/a$),即可求出 X 线管的有效焦点尺寸。并根据有效焦点在照射野内的大小,观察与分析阳极效应及焦点方位特性。

【实训器材】

多行针孔铅板(长 20 cm、宽 10 cm、厚 1.0 mm 的铅板 1 块,铅板上有直径小于 0.1 mm,平行于铅板长轴的数行等距的小孔,行距为 1 cm,小孔间距为 1 cm)、小孔照相设备、放大镜(标有 0.1 mm 刻度)、25 cm×30 cm(10 in×12 in)X 线胶片、暗盒、有大小焦点的 X 线机、光学密度计、照片冲洗设备。

【实训步骤】

1. X 线管焦点尺寸的测试

(1)将小孔照相设备置于 X 线球管下,并用准直仪中心线垂直穿过小孔到达胶片。

(2)根据测试要求,焦点至小孔的距离不小于 10 cm,选用相适应的焦点放大率来调整。

(3)选择曝光条件进行曝光,照片焦点像的最大密度值应控制在 0.8～1.20。

2. 阳极效应及焦点方位特性的测试

(1)将装有胶片的暗盒放于摄影台上,并使胶片长轴平行于 X 线管长轴。在暗盒上放一木支架,在木支架上放一平行于胶片的木板,离胶片距离为 20 ~ 25 cm,将穿有小孔的铅板置于木板上,使铅板中间的一行小孔平行于胶片长轴。

(2)做好阳极或阴极端标记。

(3)调整 X 线管,使长轴平行于胶片长轴,焦点至小孔的距离与小孔至铅板的距离相等,中心线对准铅板上居中的小孔,垂直射入胶片(选用适宜的照射野)。

(4)摄影条件为 50 kV、100 mA、0.1 s,采用小焦点进行曝光。

(5)更换胶片,条件同上,采用大焦点进行曝光。

3. 将所得的曝光胶片进行显影处理。

4. 照片影像的观察、测量与分析。

【实训记录】

记录实训操作过程及分析结果,书写实训报告。

【实训讨论】

1. 焦点面上线量分布对像质的影响如何?

2. 何为阳极效应? X 线摄影时,如何利用阳极效应?

【思考与练习】

1. 分析出现阳极效应的原因。

2. 说明焦点方位特性的形成机制。

任务三　滤线栅的应用

【实训目标】

通过实训分析各种不正确使用滤线栅的方法所造成的不良后果,使学生明确正确使用滤线栅的意义。通过实际操作,使学生掌握正确使用滤线栅的方法,以提高 X 线图像的质量。

【知识目标】

掌握滤线栅的结构、特性参数及其工作原理,掌握在临床操作中使用滤线栅的优点(对 X 线图像对比度的影响)和缺点(对曝光参数的影响)。

【能力目标】

通过本次实训了解滤线栅不正确的使用方法对 X 线图像造成的切割效应,掌握滤线栅的正确使用方法。

【素质目标】

培养严谨认真的工作作风,掌握系统、规范的操作标准,培养良好的工作习惯及团队

协作精神。培养学生用实事求是的科学态度观察、分析和解决问题的能力;用理论联系
实践的方法学习后续课程。爱护仪器、设备。

【实训原理】

滤线栅置于被检体和暗盒之间,主要控制射线方向,与铅条间隙平行的原发 X 线可
穿过滤线栅,方向杂乱的散射线不能穿过滤线栅。

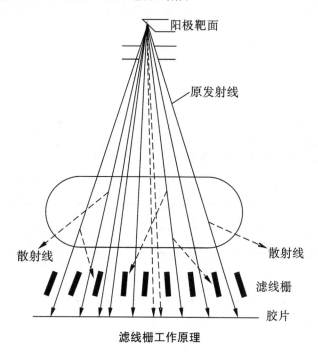

滤线栅工作原理

【实训器材】

X 线机 1 台、聚集式滤线栅 1 块、铅橡皮、25 cm×30 cm(10 in×12 in)X 线片 1 张、CR
系统 1 套、25 cm×30 cm(10 in×12 in)影像板 1 块、激光胶片 1 张、激光相机 1 台、其他 X
线摄影用器材。

【实训步骤】

1.将装有胶片的暗盒(影像板)平放于摄影台上,使胶片长轴与摄影台长轴方向
垂直。

2.暗盒横向划分成 6 等份,分别摄取以下 6 种方式的滤线栅影像。

(1)用铅橡皮遮盖 5/6 份,留下 1/6 份为曝光区。把聚焦式滤线栅正放,平行放于暗
盒上,使滤线栅中线与胶片长轴中线重合。调节 X 线管的位置,使焦–片距与滤线栅的焦
距(100 cm)相等,中心线对准滤线栅相应的中心位置,垂直射入胶片。摄影条件为
50 kV、20 mAs,做好标记曝光。

(2)移动铅橡皮,改换胶片曝光区,将滤线栅倒置,其他条件与(1)相同,做好标记
曝光。

(3)移动铅橡皮,改换胶片曝光区,将焦–片距改为 50 cm,其他条件同(1),做好标记

曝光。

(4)移动铅橡皮,改换胶片曝光区,倾斜 X 线球管,使 X 线中心线与滤线栅铅条的长轴呈 30°角,焦-片距等于滤线栅焦距,其他条件同(1),做好标记曝光。

(5)移动铅橡皮,改换胶片曝光区,变换滤线栅与 X 线管中心线的相对关系,使中心线向滤线栅铅条的短轴方向倾斜 30°角,其他条件同(4),做好标记曝光。

(6)移动铅橡皮,改换胶片曝光区,移动 X 线球管,使焦点偏离胶片中心 10~20 cm,其他条件同(1),做好标记曝光。

3.胶片后处理。

4.照片分析。

【实训记录】

曝光 次数	滤线栅 放置	焦-片距 /cm	球管 方向	管电压 /kV	曝光量 /mAs	影像 描述

【实训讨论】

1.总结滤线栅的应用原理。

2.使用滤线栅时应该注意哪些事项?

【思考与练习】

1.对应用滤线栅的利弊做出正确的分析。

2.临床加用滤线栅的标准是什么?

任务四 运动性模糊对影像质量的影响

【实训目标】

使学生理解运动性模糊对 X 线影像质量的影响,明白在临床操作中控制运动性模糊的意义,掌握控制运动性模糊的各种方法,提高 X 线图像的清晰度。

【知识目标】

掌握在 X 线摄影操作中,对 X 线图像造成模糊的技术性因素。通过对 X 线图像的分析,理解最主要的影响因素(即运动性模糊)。从而掌握在临床操作中,球管、肢体、胶片三者在大多数情况下都应保持绝对静止这一 X 线摄影原则。

【能力目标】

通过本次实训,掌握控制运动性模糊的基本原理和方法,以及在特殊情况和特殊部位的 X 线摄影中,如何应用运动性模糊的原理来成像。

【素质目标】

养成严谨认真的工作作风,掌握系统、规范的操作标准,培养良好的工作习惯及团队协作精神。培养学生用实事求是的科学态度观察、分析和解决问题的能力;用理论联系实践的方法学习后续课程。爱护仪器、设备。

【实训原理】

在 X 线摄影中,球管、肢体、胶片三者都应保持静止(绝对静止或相对静止)状态,如果三者中任何一方出现运动,都会导致图像模糊,相对运动幅度越大,影像的模糊程度越严重。

【实训器材】

X 线机 1 台、横式弹簧振子 1 架、30 cm×38 cm(12 in×15 in)X 线片 1 张或 CR 系统 1 套、30 cm×38 cm(12 in×15 in)影像板 1 块、激光相机 1 台、激光胶片 1 张、其他摄影必需的器材。

【实训步骤】

1.将 1 张 X 线胶片装入暗盒内,将暗盒(影像板)分为 4 等份,每次留 1/4 作曝光区并做好相应标记,其余 3/4 以铅橡皮遮盖。

2.在暗盒 1/4 的曝光区放置横式弹簧振子,并按动振子到一定位置后放开,以不同的摄影条件进行曝光。

3.4 次摄影的曝光条件分别是:50 kV、30 mA、5 s、90 cm;50 kV、50 mA、1 s、90 cm;50 kV、200 mA、0.1 s、90 cm;50 kV、500 mA、0.02 s、90 cm。

4.对 X 线胶片进行标准的暗室处理后行 X 线片影像模糊度的分析。

【实训记录】

曝光次数	焦点大小	管电压/kV	管电流/mA	曝光时间/s	焦-片距/cm	图像分析

【实训讨论】

1.运动性模糊是如何产生的?

2. X 线摄影时怎样减小或消除运动性模糊?

【思考与练习】

1. 临床导致图像模糊的因素有哪些?

2. 哪些特殊体位要应用运动性模糊原理?

任务五 X线投照影像失真分析

【实训目标】

通过本次实训,分析证明 X 线片影像失真度的产生原因、影响因素和降低失真度的正确方法;确保在今后实际 X 线摄影工作中,力求获得对称性失真影像,避免非对称性影像的产生。

【知识目标】

理解控制影像失真度对医学影像在检查和诊断中的重要性,加深理解几何学模糊、影像失真度产生的原因及对 X 线影像造成的影响。

【能力目标】

归纳总结 X 线片影像失真度的产生原因,掌握在 X 线摄影中控制影像失真度的方法,力求能够做出符合影像诊断需要的 X 线图像。

【素质目标】

培养严谨认真的工作作风,掌握系统、规范的操作标准,培养良好的工作习惯及团队协作精神。培养学生用实事求是的科学态度观察、分析和解决问题的能力;用理论联系实践的方法学习后续课程。爱护仪器、设备。

【实训原理】

在 X 线几何放射特性和三维人体结构特点等因素的作用下,实际上在 X 线胶片上形成的投影像是放大、变形、模糊、重叠的失真影像,是复合平面影像。

【实训器材】

X 线机 1 台、30 cm×38 cm(12 in×15 in)X 线胶片 5 张;30 cm×38 cm(12 in×15 in)暗盒(影像板)1 副;铅字标记 1 套;观片灯 1 架;易拉罐模拟被照体;长尺、角度板支架等。

【实训步骤】

1. 在暗室内把 X 线胶片装入暗盒,将暗盒(影像板)置于摄影床上,分别按下述 5 种不同摄影体位对模拟被照体进行曝光,按统一的参考摄影条件:

FFD	F	mA	s	kV
90	大	100	0.12	45～50

（1）侧位投照。

（2）轴位投照。

（3）被照体长轴与胶片呈30°角投照。

（4）中心线通过被照体一端投照。

（5）中心线倾斜45°通过被照体中心投照。

2. 依次将标记好的X线片在暗室内冲洗，对X线图像进行比较分析。

【实训记录】

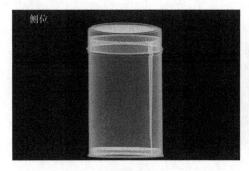

侧位投照

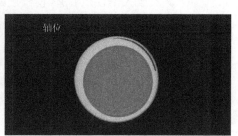

轴位投照

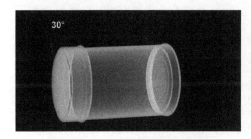

被照体长轴与胶片呈30°角投照

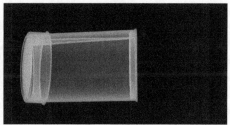

中心线通过被照体一端投照

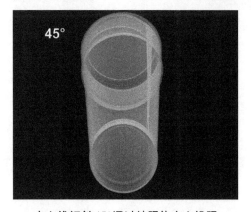

中心线倾斜45°通过被照体中心投照

【实训讨论】

1.X 线投照影像在 X 线几何放射特征和三维人体结构等因素作用下,影像失真是客观存在、不可避免的。

2.在实际摄影工作中应采用如下操作:

(1)使用小焦点投照。

(2)缩小焦–片距,扩大焦–物距。

(3)物体长轴上胶片与 X 线管相平行。

(4)中心线垂直通过被照体中心。

(5)通过尽量减小中心线倾斜投射等方法,力求获得对称性失真影像,避免非对称性失真影像。

【思考与练习】

1.何为半影及放大率,影响图像清晰度的主要原因有哪些?

2.分析影像失真的常见原因,在 X 线摄影操作中应怎样避免影像失真?

项目二 常规 X 线摄影检查技术

任务一 手后前位和手斜位摄影

【实训目标】

学会 X 线机的使用;掌握手后前位和手斜位 X 线摄影方法,并能冲洗出质量完好的 X 线片及进行质量分析;了解手后前位和手斜位摄影的用途。

【知识目标】

熟练掌握手部影像解剖,学会看手后前位和手斜位 X 线片,能准确辨认出手部掌指骨、关节 X 线影像,并能与后期的诊断与治疗相联系。

【能力目标】

熟练掌握 X 线机操作规程,熟练掌握手后前位和手斜位摄影体位操作要点及曝光参数的选择;学会暗室显影、定影操作流程及数字化图像后处理技术。说明手后前位和手斜位 X 线片在临床的应用价值。

【素质目标】

养成严谨认真的工作作风,掌握系统、规范的操作标准,培养良好的工作习惯及团队协作精神。培养良好的医德医风。培养学生用实事求是的科学态度观察、分析和解决问题的能力;用理论联系实践的方法学习后续课程。爱护仪器、设备。

【实训器材】

摄影用 X 线机 1 台;20 cm×25 cm(8 in×10 in)X 线胶片 3 张;20 cm×25 cm(8 in×10 in)带增感屏的暗盒 1 副;铅字标记 1 套;观片灯 1 架;铅防护用品 1 套或 CR 系统 1 套;20 cm×25 cm(8 in×10 in)影像板 1 块;激光打印机 1 台;激光胶片 1 张。

【实训步骤】

1. 手后前位摄影

(1)在暗室内将胶片分别装入暗盒(或选择相应规格的影像板)。

(2)将标记好的铅字反贴于暗盒边缘,暗盒(影像板)置于摄影床面一端。

(3)被检者穿好铅围裙坐于摄影床一侧,被检侧手置于暗盒上,掌面向下紧贴暗盒,各手指伸直并稍分开,第 3 掌骨头置于暗盒中心。

(4)移动 X 线管,将焦-片距置于 80 cm 处。

(5)中心线对准第3掌骨头,垂直于暗盒(影像板)。

(6)根据摄片因素,选择相应曝光条件。

(7)复核摄影位置和曝光条件,在监视控制台曝光指示和被检者体位的情况下曝光。

2.手前后斜位摄影

(1)将标记好的铅字正贴于暗盒边缘,暗盒(影像板)置于摄影床面一端。

(2)被检者穿好铅围裙侧坐于摄影床一侧,被检侧手内侧缘贴近暗盒,掌心向上,手掌与暗盒约呈45°角,手指均匀分开并稍弯曲,第3掌骨头置于暗盒中心。

(3)移动X线管,将焦-片距置于80 cm处。

(4)中心线对准第3掌骨头,垂直于暗盒(影像板)。

(5)根据摄片因素,选择相应曝光条件。

(6)复核摄影位置和曝光条件,在监视控制台曝光指示和被检者体位情况下曝光。

3.手后前斜位摄影

(1)将标记好的铅字反贴于暗盒边缘,暗盒(影像板)置于摄影床面一端。

(2)被检者穿好铅围裙侧坐于摄影床一侧,被检侧手内侧缘贴近暗盒,掌心向下,手掌与暗盒约呈45°角,手指均匀分开并稍弯曲,第3掌骨头置于暗盒中心。

(3)移动X线管,将焦-片距置于80 cm处。

(4)中心线对准第3掌骨头,垂直于暗盒。

(5)根据摄片因素,选择相应曝光条件。

(6)复核摄影位置和曝光条件,在监视控制台曝光指示和被检者体位的情况下曝光。

4.冲洗胶片

(1)采用暗室操作

1)显影流程 3~5 min,显影过程中应随时观察影像密度变化。

2)停显流程 在清水中漂洗。

3)定影流程 20~30 min(实训过程中可视情况缩短时间)。

4)水洗流程 20~30 min(实训过程中可视情况缩短时间)。

5)干燥

(2)采用CR系统

1)在工作站采集模拟患者信息。

2)将影像板插入影像阅读处理器,读取信息。

3)将采集到的X线图像上传到后处理工作站进行图像后处理。

4)连接激光打印机,将处理好的X线图像打印到激光胶片。

【实训记录】

摄影 部位	焦点 大小	管电压 /kV	管电流 /mA	曝光时间 /s	焦-片距 /cm	滤线栅

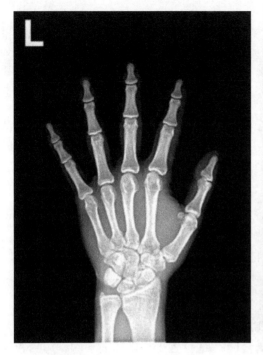 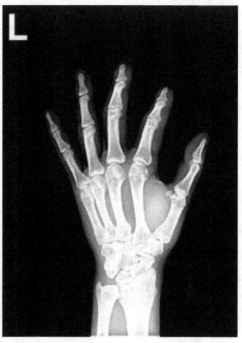

【实训讨论】

1. 观察手后前位、手斜位 X 线片,进行质量分析。

2. 如何通过调整 kV、mA、s 来控制影像对比度、亮度。

【思考与练习】

1. 手后前位定位标志是什么?

2. 手前后斜位和手后前斜位观察的影像侧重点有何不同?

任务二 腕关节后前位、腕关节侧位、腕部舟骨尺偏位摄影

【实训目标】

学会 X 线机的使用;掌握腕关节后前位、腕关节侧位、腕部舟骨尺偏位 X 线摄影方法,并能冲洗出质量完好的 X 线片及进行质量分析;了解腕关节后前位、腕关节侧位、腕部舟骨尺偏位摄影的用途。

【知识目标】

熟练掌握腕关节影像解剖,学会看腕关节后前位、腕关节侧位、腕部舟骨尺偏位 X 线

片,能准确辨认出腕关节 8 块籽骨 X 线影像。

【能力目标】

熟练掌握 X 线机操作规程,熟练掌握腕关节后前位、腕关节侧位、腕部舟骨尺偏位摄影体位操作要点及曝光参数的选择;学会暗室显影、定影操作流程及数字化图像后处理技术。说明上述体位 X 线片在临床的应用价值。

【素质目标】

养成严谨认真的工作作风,掌握系统、规范的操作标准,培养良好的工作习惯及团队协作精神。培养良好的医德医风。培养学生用实事求是的科学态度观察、分析和解决问题的能力;用理论联系实践的方法学习后续课程。爱护仪器、设备。

【实训器材】

摄影用 X 线机 1 台;20 cm×25 cm(8 in×10 in) X 线胶片 3 张;20 cm×25 cm(8 in×10 in)带增感屏的暗盒 1 副;铅字标记 1 套;观片灯 1 架;铅防护用品 1 套;CR 系统 1 套;20 cm×25 cm(8 in×10 in)影像板 1 块;激光打印机 1 台;激光胶片 1 张。

【实训步骤】

1. 腕关节后前位摄影

(1)在暗室内将胶片装入暗盒(或选择相应规格的影像板)。

(2)将标记好的铅字反贴于暗盒边缘,暗盒(影像板)置于摄影床面一端。用铅板横向遮盖暗盒 1/2。

(3)被检者穿好铅围裙侧坐于摄影床一侧,被检侧掌面向下,腕关节置于暗盒中心,手掌为半握拳状。

(4)移动 X 线管,将焦-片距置于 75 cm 处。

(5)中心线对准尺骨和桡骨茎突连线的中点,垂直于暗盒。

(6)根据摄影位置选择曝光条件。

(7)复核摄影位置和曝光条件,在监视控制台曝光指示和被检者体位的情况下曝光。

2. 腕关节侧位摄影

(1)用铅板遮盖已照 1/2 暗盒(影像板)。

(2)被检者穿好铅围裙侧坐于摄影床一侧,被检侧手和前臂伸直侧放,肘部弯曲,腕关节尺侧紧贴暗盒,尺骨茎突置于暗盒中心。

(3)移动 X 线管,将焦-片距置于 75 cm 处。

(4)中心线对准桡骨茎突,垂直于暗盒。

(5)根据摄影位置选择曝光条件。

(6)复核摄影位置和曝光条件,在监视控制台曝光指示和被检者体位的情况下曝光。

3. 腕部舟骨尺偏位摄影

(1)在暗室内将 20 cm×25 cm(8 in×10 in)胶片装入暗盒(或选择相应规格的影像板)。

(2)将标记好的铅字反贴于暗盒边缘,暗盒置于摄影床面一端。

(3)被检者坐于摄影床旁,被检侧手和前臂伸直,腕部置于平放的暗盒上,掌面向下并向尺侧偏移。也可将腕部置于远端抬高与床面呈 20°角的暗盒上。尺桡骨茎突连线中点置于胶片中心。

（4）移动 X 线管，将焦-片距置于 75 cm 处。

（5）中心线经尺桡骨茎突连线中点垂直射入胶片。

（6）根据摄影位置选择曝光条件。

（7）复核摄影位置和曝光条件，在监视控制台曝光指示和被检者体位的情况下曝光。

4. 冲洗胶片

（1）采用暗室操作

1）显影流程　3~5 min，显影过程中应随时观察影像密度变化。

2）停显流程　在清水中漂洗。

3）定影流程　20~30 min（实训过程中可视情况缩短时间）。

4）水洗流程　20~30 min（实训过程中可视情况缩短时间）。

5）干燥

（2）采用 CR 系统

1）在工作站采集模拟患者信息。

2）将影像板插入影像阅读处理器，读取信息。

3）将采集到的 X 线图像上传到后处理工作站进行图像后处理。

4）连接激光打印机，将处理好的 X 线图像打印到激光胶片。

【实训记录】

摄影部位	焦点大小	管电压/kV	管电流/mA	曝光时间/s	焦-片距/cm	滤线栅

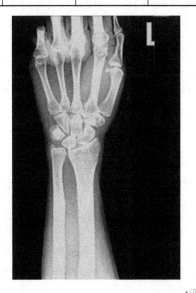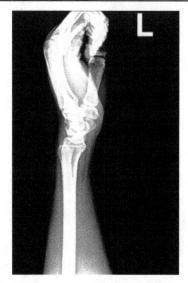

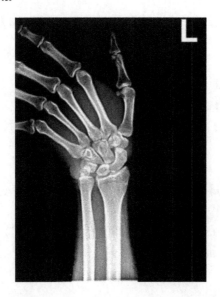

【实训讨论】

1. 观察腕关节后前位、腕关节侧位、腕部舟骨尺偏位 X 线片,进行质量分析。

2. 比较腕关节后前位、腕部舟骨尺偏位影像的区别,明确对舟状骨的观察要点。

【思考与练习】

1. 8 块腕骨的名称及排列位置是什么?

2. 腕关节后前位为何手掌为半握拳状?

3. 腕部舟骨尺偏位摄影的目的是什么?

任务三 肘关节前后位、肘关节侧位和肘关节轴位摄影

【实训目标】

熟练掌握 X 线机的使用;掌握肘关节前后位、肘关节侧位和肘关节轴位 X 线摄影方法,并能冲洗出质量完好的 X 线片及进行质量分析;了解肘关节前后位、肘关节侧位和肘关节轴位摄影的用途。

【知识目标】

熟练掌握肘关节影像解剖,学会看肘关节前后位、肘关节侧位和肘关节轴位 X 线片,能准确辨认出肘关节各骨 X 线影像。

【能力目标】

熟练掌握 X 线机操作规程,熟练掌握肘关节前后位、肘关节侧位和肘关节轴位摄影体位操作要点及曝光参数的选择;学会暗室显影、定影操作流程及数字化图像后处理技

术。能结合临床说明上述体位 X 线片在临床的应用价值。

【素质目标】

培养严谨认真的工作作风,掌握系统、规范的操作标准,培养良好的工作习惯及团队协作精神。培养良好的医德医风。培养学生用实事求是的科学态度观察、分析和解决问题的能力;用理论联系实践的方法学习后续课程。爱护仪器、设备。

【实训器材】

摄影用 X 线机 1 台;20 cm×25 cm(8 in×10 in) X 线胶片 3 张;20 cm×25 cm(8 in×10 in)带增感屏的暗盒 1 副;铅字标记 1 套;观片灯 1 架;铅防护用品 1 套或 CR 系统 1 套;20 cm×25 cm(8 in×10 in)影像板 1 块;激光打印机 1 台;激光胶片 1 张。

【实训步骤】

1. 肘关节前后位摄影

(1)在暗室内将胶片装入暗盒(或选择相应规格的影像板)。

(2)将标记好的铅字正贴于暗盒边缘,暗盒(影像板)置于摄影床面一端。用铅板横向遮盖暗盒(影像板)1/2。

(3)被检者穿好铅围裙面向摄影床一端正坐,被检侧肘部伸直,掌面向上,尺骨鹰嘴放于暗盒拍摄面中心,上臂贴近床面。

(4)移动 X 线管,将焦-片距置于 80 cm 处。

(5)中心线对准肱骨内、外上髁连线中点,垂直于暗盒。

(6)根据摄片因素选择曝光条件。

(7)复核摄影位置和曝光条件,在监视控制台曝光指示和被检者体位的情况下曝光。

2. 肘关节侧位摄影

(1)用铅板遮盖已照 1/2 暗盒(影像板)。

(2)被检者穿好铅围裙侧坐于摄影床一侧,被检侧肘关节弯曲呈 90°角,掌面垂直于床面,肘部内侧及上臂内侧紧贴床面。

(3)移动 X 线管,将焦-片距置于 80 cm 处。

(4)中心线对准肱骨外上髁,垂直于暗盒。

(5)根据摄片因素选择曝光条件。

(6)复核摄影位置和曝光条件,在监视控制台曝光指示和被检者体位的情况下曝光。

3. 肘关节轴位摄影

(1)在暗室内将胶片装入暗盒(影像板)。

(2)将标记好的铅字反贴于暗盒边缘,暗盒置于摄影床面一端。

(3)被检者穿好铅围裙坐于摄影床旁,被检侧肩部尽量放低,上臂紧贴暗盒,肘部极度屈曲,使手指触及肩部。尺骨鹰嘴置于胶片中心上方 2.5～3.0 cm。

(4)移动 X 线管,将焦-片距置于 80 cm 处。

(5)中心线:①经尺骨鹰嘴下方 2.5 cm 处垂直暗盒射入胶片。②向肩部倾斜 30°,经尺骨鹰嘴射入。

(6)根据摄片因素选择曝光条件。

(7)复核摄影位置和曝光条件,在监视控制台曝光指示和被检者体位的情况下曝光。

4.冲洗胶片

(1)采用暗室操作

1)显影流程　3~5 min,显影过程中应随时观察影像密度生成。

2)停显流程　在清水中漂洗。

3)定影流程　20~30 min(实训过程中可视情况缩短时间)。

4)水洗流程　20~30 min(实训过程中可视情况缩短时间)。

5)干燥

(2)采用CR系统

1)在工作站采集模拟患者信息。

2)将影像板插入影像阅读处理器,读取信息。

3)将采集到的X线图像上传到后处理工作站进行图像后处理。

4)连接激光打印机,将处理后的X线图像打印到激光胶片。

【实训记录】

摄影部位	焦点大小	管电压/kV	管电流/mA	曝光时间/s	焦-片距/cm	滤线栅

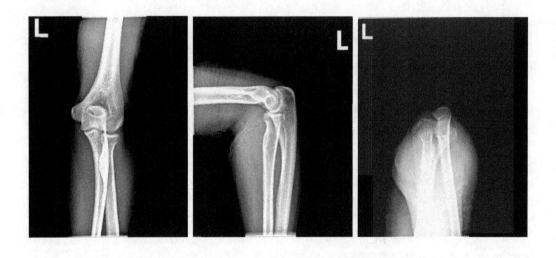

【实训讨论】

1.观察肘关节前后位、肘关节侧位和肘关节轴位X线片,进行质量分析。

2.当被检者肘关节伸直受限时(石膏外固定),应如何摄取肘关节正位片?

【思考与练习】

1. 肘关节侧位摄影时,掌面垂直于床面,上臂内侧紧贴床面有何意义?
2. 当被检者肘关节石膏外固定后,曝光参数应如何变动?
3. 临床共有哪些轴位体位?

任务四 肱骨侧位和肩关节前后位摄影

【实训目标】

熟练掌握 X 线机的使用;掌握肩关节前后位、肱骨侧位 X 线摄影方法,并能冲洗出质量完好的 X 线片及进行质量分析;了解肩关节前后位、肱骨侧位摄影的用途。

【知识目标】

熟练掌握肩关节影像解剖,学会看肩关节前后位、肱骨侧位 X 线片,能准确辨认出肩关节各骨 X 线影像。

【能力目标】

熟练掌握 X 线机操作规程,熟练掌握肩关节前后位、肱骨侧位摄影体位操作要点及曝光参数的选择;学会暗室显影、定影操作流程及数字化图像后处理技术。能结合临床说明上述体位 X 线片在临床的应用价值。

【素质目标】

养成严谨认真的工作作风,掌握系统、规范的操作标准,培养良好的工作习惯及团队协作精神。培养良好的医德医风。培养学生用实事求是的科学态度观察、分析和解决问题的能力;用理论联系实践的方法学习后续课程。爱护仪器、设备。

【实训器材】

摄影用 X 线机 1 台;20 cm×25 cm(8 in×10 in)、25 cm×30 cm(10 in×12 in)X 线胶片各 1 张;20 cm×25 cm(8 in×10 in)、25 cm×30 cm(10 in×12 in)暗盒各 1 副;铅字标记 1 套;观片灯 1 架;铅防护用品 1 套或 CR 系统 1 套;20 cm×25 cm(8 in×10 in)、25 cm×30 cm(10 in×12 in)影像板各 1 块;激光打印机 1 台;激光胶片 1 张。

【实训步骤】

1. 肱骨侧位摄影

(1)在暗室内将胶片装入 25 cm×30 cm(10 in×12 in)暗盒(影像板)。

(2)将标记好的铅字反贴于暗盒长边。

(3)被检者仰卧于摄影床上,对侧肩部稍垫高,被检侧手臂伸直并稍外展后再屈肘呈 90°角,掌面向下放于腹部,肩关节及肘关节包括在胶片内,至少包括一端关节。上臂长轴与暗盒长轴平行,用铅围裙遮盖胸部。

(4)移动 X 线管,将焦-片距置于 90 cm 处。

(5)中心线对准肱骨中点,垂直于暗盒。

(6)根据摄片因素选择曝光条件。

(7)复核摄影位置和曝光条件,在监视控制台曝光指示和被检者体位的情况下,嘱被检者吸气后屏气曝光。

2.肩关节前后位摄影

(1)将标记好的铅字正贴于已装胶片的 20 cm×25 cm(8 in×10 in)暗盒(影像板)边缘。

(2)被检者做好防护,仰卧于摄影床上或立于摄片架前,对侧肩部稍前旋,使被检侧肩背部紧贴暗盒,肩胛骨喙突置于暗盒中心,被检侧手臂伸直,掌心向前。

(3)暗盒上缘超出肩部软组织 3 cm。

(4)移动 X 线管,将焦-片距置于 100 cm 处。

(5)中心线对准肩胛骨喙突,垂直于暗盒射入。

(6)根据摄片因素选择曝光条件。

(7)复核摄影位置和曝光条件,在监视控制台曝光指示和被检者体位的情况下,嘱被检者吸气后屏气曝光。

3.冲洗胶片

(1)采用暗室操作

1)显影流程 3~5 min,显影过程中应随时观察影像密度变化。

2)停显流程 在清水中漂洗。

3)定影流程 20~30 min(实训过程中可视情况缩短时间)。

4)水洗流程 20~30 min(实训过程中可视情况缩短时间)。

5)干燥

(2)采用 CR 系统

1)在工作站采集模拟患者信息。

2)将影像板插入影像阅读处理器,读取信息。

3)将采集到的 X 线图像上传到后处理工作站进行图像后处理。

4)连接激光打印机,将处理好的 X 线图像打印到激光胶片。

【实训记录】

摄影部位	焦点大小	管电压/kV	管电流/mA	曝光时间/s	焦-片距/cm	滤线栅

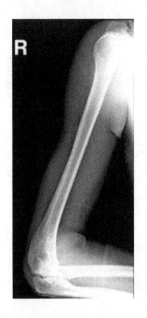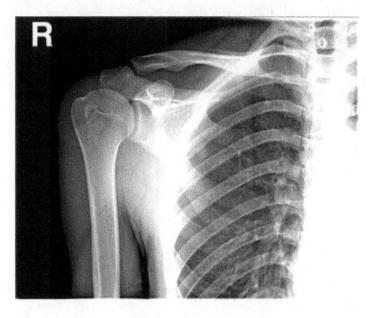

【实训讨论】

1. 观察肩关节前后位、肱骨侧位 X 线片,进行质量分析。

2. 当肱骨外科颈骨折时,肱骨侧位片应如何拍摄?

【思考与练习】

1. 临床肱骨骨折概率最高的部位是何部位?

2. 肩关节前后位定位点肩胛骨喙突在体表如何定位?

任务五　足前后位和足内斜位摄影

【实训目标】

熟练掌握 X 线机的使用;掌握足前后位和足内斜位 X 线摄影方法,并能冲洗出质量完好的 X 线片及进行质量分析;了解足前后位和足内斜位摄影的用途。

【知识目标】

熟练掌握足部影像解剖,学会看足前后位和足内斜位 X 线片,能准确辨认出足部各骨、关节 X 线影像。

【能力目标】

熟练掌握 X 线机操作规程,熟练掌握足前后位和足内斜位摄影体位操作要点及曝光参数的选择;学会暗室显影、定影操作流程及数字化图像后处理技术。能结合临床说明上述体位 X 线片在临床的应用价值。

【素质目标】

养成严谨认真的工作作风,掌握系统、规范的操作标准,培养良好的工作习惯及团队协作精神。培养良好的医德医风。培养学生用实事求是的科学态度观察、分析和解决问题的能力;用理论联系实践的方法学习后续课程。爱护仪器、设备。

【实训器材】

摄影用 X 线机 1 台;25 cm×30 cm(10 in×12 in)X 线胶片 1 张;25 cm×30 cm(10 in×12 in)暗盒 1 副;铅字标记 1 套;观片灯 1 架;铅防护用品 1 套或 CR 系统 1 套;25 cm×30 cm(10 in×12 in)影像板 1 块;激光打印机 1 台;激光胶片 1 张。

【实训步骤】

1. 足前后位摄影

(1)在暗室内将装入暗盒(或选择相应规格的影像板)。

(2)将标记好的铅字正贴于暗盒边缘,暗盒(影像板)置于摄影床上。用铅板横向遮盖暗盒(影像板)1/2。

(3)被检者做好防护,仰卧或坐于摄影床上,被检侧髋部和膝部弯曲,足底平踏于暗盒,第 3 跖骨基底部置于暗盒拍摄范围中心。

(4)移动 X 线管,将焦–片距置于 80 cm 处。

(5)中心线对准第 3 跖骨基底部,垂直于暗盒或向足跟倾斜 15°角,对准第 3 跖骨基底部射入。

(6)根据摄片因素选择曝光条件。

(7)复核摄影位置和曝光条件,在监视控制台曝光指示和被检者体位的情况下曝光。

2. 足内斜位摄影

(1)用铅板遮盖已照 1/2 暗盒(影像板)。

(2)被检者坐于摄影床上,做好防护,被检侧髋部和膝部弯曲。第 3 跖骨基底部置于暗盒拍摄中心,向内倾斜足部,使足底内侧缘贴暗盒,外侧缘离开暗盒至足背与暗盒呈 45°角。

(3)移动 X 线管,将焦–片距置于 80 cm 处。

(4)中心线对准第 3 跖骨基底部,垂直于暗盒射入。

(5)根据摄片因素选择曝光条件。

(6)复核摄影位置和曝光条件,在监视控制台曝光指示和被检者体位的情况下曝光。

3. 冲洗胶片

(1)采用暗室操作

1)显影流程 3~5 min,显影过程中应随时观察影像密度生成。

2)停显流程 在清水中漂洗。

3)定影流程 20~30 min(实训过程中可视情况缩短时间)。

4)水洗流程 20~30 min(实训过程中可视情况缩短时间)。

5)干燥

（2）采用 CR 系统

1）在工作站采集模拟患者信息。

2）将影像板插入影像阅读处理器，读取信息。

3）将采集到的 X 线图像上传到后处理工作站进行图像后处理。

4）连接激光打印机，将处理好的 X 线图像打印到激光胶片。

【实训记录】

摄影部位	焦点大小	管电压/kV	管电流/mA	曝光时间/s	焦-片距/cm	滤线栅

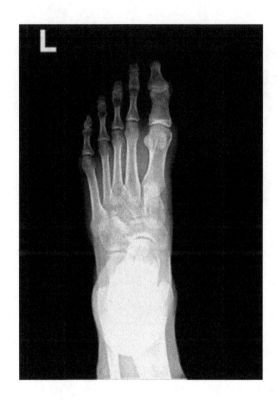
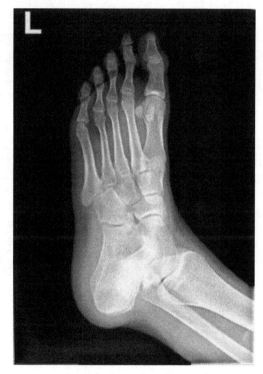

【实训讨论】

1. 足前后位摄影，中心线垂直于暗盒与向足跟倾斜15°角照射，在影像上有何区别？

2. 全足正位摄影如何操作？

【思考与练习】

1. 临床测量足弓应采用何体位？

2. 足弓塌陷主要指内弓还是外弓,临床常见原因是什么?

任务六　跟骨侧位、跟骨底跟轴位摄影

【实训目标】

熟练掌握 X 线机的使用;掌握跟骨侧位、跟骨底跟轴位 X 线摄影方法,并能冲洗出质量完好的 X 线片及进行质量分析;了解跟骨侧位、跟骨底跟轴位摄影的用途。

【知识目标】

熟练掌握跟骨影像解剖,熟悉跟骨临床常见外伤及病理情况,学会看跟骨侧位、跟骨底跟轴位 X 线片。

【能力目标】

熟练掌握 X 线机操作规程,熟练掌握跟骨侧位、跟骨底跟轴位摄影体位操作要点及曝光参数的选择;学会暗室显影、定影操作流程及数字化图像后处理技术。能结合临床说明上述体位 X 线片在临床的应用价值。

【素质目标】

养成严谨认真的工作作风,掌握系统、规范的操作标准,培养良好的工作习惯及团队协作精神。培养良好的医德医风。培养学生用实事求是的科学态度观察、分析和解决问题的能力;用理论联系实践的方法学习后续课程。爱护仪器、设备。

【实训器材】

摄影用 X 线机 1 台;12.7 cm×17.7 cm(5 in×7 in)X 线胶片 2 张;12.7 cm×17.7 cm (5 in×7 in)暗盒 1 副;铅字标记 1 套;观片灯 1 架;铅围裙 1 件或 CR 系统 1 套;20 cm× 25 cm(8 in×10 in)影像板 1 块;激光打印机 1 台;激光胶片 1 张。

【实训步骤】

1. 跟骨侧位摄影

(1)在暗室内将胶片装入暗盒(或选择影像板)。

(2)将标记好的铅字正贴于暗盒边缘,暗盒(影像板)置于摄影床面一端。

(3)被检者侧卧或坐于摄影床上,足部外踝紧贴暗盒,跟骨结节在胶片边缘内 1 cm 处,做好防护。

(4)移动 X 线管,将焦–片距置于 75 cm 处。

(5)单侧跟骨摄影,经内踝下 2 cm 处垂直暗盒射入胶片。

(6)根据摄影因素选择曝光条件。

(7)复核摄影位置和曝光条件,在监视控制台曝光指示和被检者体位的情况下曝光。

2. 跟骨底跟轴位摄影

(1)在暗室内将胶片装入暗盒(或选择影像板)。

（2）被检者坐于摄影床上。被检下肢伸直,足尖向上,稍内旋,踝关节极度屈曲(可用布带牵拉),跟底皮肤置于暗盒边缘内 3 cm。

（3）移动 X 线管,将焦-片距置于 75 cm 处。中心线向头侧倾斜35°~45°,经内踝、外踝连线中点射入胶片。

（4）根据摄影因素选择曝光条件。

（5）复核摄影位置和曝光条件,在监视控制台曝光指示和被检者体位的情况下曝光。

3. 冲洗胶片

（1）采用暗室操作

1）显影流程　3~5 min,显影过程中应随时观察影像密度变化。

2）停显流程　在清水中漂洗。

3）定影流程　20~30 min(实训过程中可视情况缩短时间)。

4）水洗流程　20~30 min(实训过程中可视情况缩短时间)。

5）干燥

（2）采用 CR 系统

1）在工作站采集模拟患者信息。

2）将影像板插入影像阅读处理器,读取信息。

3）将采集到的 X 线图像上传到后处理工作站进行图像后处理。

4）连接激光打印机,将处理好的 X 线图像打印到激光胶片。

【实训记录】

摄影 部位	焦点 大小	管电压 /kV	管电流 /mA	曝光时间 /s	焦-片距 /cm	滤线栅

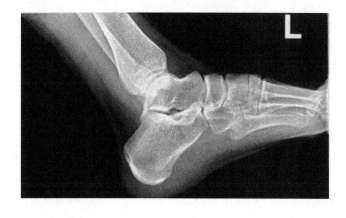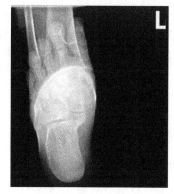

【实训讨论】

1.观察跟骨侧位、跟骨底跟轴位 X 线片,进行质量分析。

2.怎样进行跟骨跟底轴位摄影?

【思考与练习】

1. 跟骨底跟轴位与跟骨跟底轴位在影像上有何区别?
2. 跟骨底跟轴位摄影时,如何能保证跟骨完整展示?

任务七　踝关节前后位和踝关节侧位摄影

【实训目标】

熟练掌握 X 线机的使用;掌握踝关节前后位和踝关节侧位 X 线摄影方法,并能冲洗出质量完好的 X 线片及进行质量分析;了解踝关节前后位踝关节侧位摄影的用途。

【知识目标】

熟练掌握踝关节影像解剖,学会看踝关节前后位和踝关节侧位 X 线片,能准确辨认出踝关节各骨、关节 X 线影像。

【能力目标】

熟练掌握 X 线机操作规程,熟练掌握踝关节前后位、踝关节侧位体位操作要点及曝光参数的选择;学会暗室显影、定影操作流程及数字化图像后处理技术。能结合临床说明上述体位 X 线片在临床的应用价值。

【素质目标】

养成严谨认真的工作作风,掌握系统、规范的操作标准,培养良好的工作习惯及团队协作精神。培养良好的医德医风。培养学生用实事求是的科学态度观察、分析和解决问题的能力;用理论联系实践的方法学习后续课程。爱护仪器、设备。

【实训器材】

摄影用 X 线机 1 台;20 cm×25 cm(8 in×10 in)X 线胶片 1 张;20 cm×25 cm(8 in×10 in)暗盒 1 副;铅字标记 1 套;观片灯 1 架;铅防护用品 1 套或 CR 系统 1 套;20 cm×25 cm(8 in×10 in)影像板 1 块;激光打印机 1 台;激光胶片 1 张。

【实训步骤】

1. 踝关节前后位摄影
(1)在暗室内将胶片装入暗盒(或选择相应规格影像板)。
(2)将标记好的铅字正贴于暗盒(影像板)边缘,暗盒置于摄影床面一端,用铅板横向遮盖暗盒 1/2。
(3)被检者仰卧或坐于摄影床上,被检侧下肢伸直,足尖朝向正上方,踝部置于暗盒被照范围中心,做好防护。
(4)移动 X 线管,将焦-片距置于 75 cm 处。
(5)中心线对准内踝、外踝连线中点上方 1 cm 处,垂直于暗盒。
(6)根据摄影因素选择曝光条件。

(7)复核摄影位置和曝光条件,在监视控制台曝光指示和被检者体位的情况下曝光。

2.踝关节侧位摄影

(1)用铅板遮盖已照1/2暗盒(影像板)。

(2)被检者侧卧于摄影床上,被检侧下肢伸直,外踝紧贴暗盒并置于暗盒被照范围中心,做好防护。

(3)移动X线管,将焦-片距置于75 cm处。

(4)中心线对准内踝,垂直于暗盒。

(5)根据摄影因素选择曝光条件。

(6)复核摄影位置和曝光条件,在监视控制台曝光指示和被检者体位的情况下曝光。

3.冲洗胶片

(1)采用暗室操作

1)显影流程　3～5 min,显影过程中应随时观察影像密度变化。

2)停显流程　在清水中漂洗。

3)定影流程　20～30 min(实训过程中可视情况缩短时间)。

4)水洗流程　20～30 min(实训过程中可视情况缩短时间)。

5)干燥

(2)采用CR系统

1)在工作站采集模拟患者信息。

2)将影像板插入影像阅读处理器,读取信息。

3)将采集到的X线图像上传到后处理工作站进行图像后处理。

4)连接激光打印机,将处理好的X线图像打印到激光胶片。

【实训记录】

摄影部位	焦点大小	管电压/kV	管电流/mA	曝光时间/s	焦-片距/cm	滤线栅

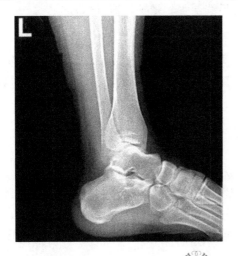
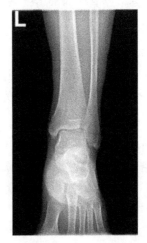

【实训讨论】

1. 观察踝关节前后位和踝关节侧位 X 线片,进行质量分析。

2. 为什么踝关节前后位摄影足尖要朝向正上方,而不是前上方?

【思考与练习】

1. 为什么侧位摄影要取内侧位,而不摄外侧位?

2. 四肢骨关节系统摄影时降低管电压,对图像的对比度有何影响?

任务八　膝关节前后位和膝关节侧位摄影

【实训目标】

熟练掌握 X 线机的使用;掌握膝关节前后位、膝关节侧位 X 线摄影方法,并能冲洗出质量完好的 X 线片及进行质量分析;了解踝关节前后位踝关节侧位摄影的用途。

【知识目标】

熟练掌握膝关节影像解剖,学会看膝关节前后位和膝关节侧位 X 线片,能准确辨认出膝关节各骨、关节 X 线影像。

【能力目标】

熟练掌握 X 线机操作规程,熟练掌握膝关节前后位、膝关节侧位体位操作要点及曝光参数的选择;学会暗室显影、定影操作流程及数字化图像后处理技术。能结合临床说明上述体位 X 线片在临床的应用价值。

【素质目标】

养成严谨认真的工作作风,掌握系统、规范的操作标准,培养良好的工作习惯及团队协作精神。培养良好的医德医风。培养学生用实事求是的科学态度观察、分析和解决问题的能力;用理论联系实践的方法学习后续课程。爱护仪器、设备。

【实训器材】

摄影用 X 线机 1 台;25 cm×30 cm(10 in×12 in)X 线胶片 2 张;25 cm×30 cm(10 in×12 in)暗盒 1 副;铅字标记 1 套;观片灯 1 架;铅防护用品 1 套或 CR 系统 1 套;25 cm×30 cm(10 in×12 in)影像板 1 块;激光打印机 1 台;激光胶片 1 张。

【实训步骤】

1. 膝关节前后位摄影

(1)在暗室内将胶片装入暗盒(或选择相应规格影像板)。

(2)将标记好的铅字正贴于暗盒(影像板)边缘,暗盒置于摄影床上,用铅板横向遮盖暗盒1/2。

(3)被检者仰卧或坐于摄影床上,被检侧下肢伸直,足尖向上稍内旋,腘窝贴近暗盒并置于暗盒被照范围中心,做好防护。

(7)移动 X 线管,将焦–片距置于 80 cm 处。

(8)中心线对准髌骨下缘,垂直于暗盒。

(9)根据摄影因素选择曝光条件。

(7)复核摄影位置和曝光条件,在监视控制台曝光指示和被检者体位的情况下曝光。

2.膝关节侧位摄影

(1)用铅板遮盖已照 1/2 暗盒(影像板)。

(2)被检者侧卧于摄影床上,被检侧膝关节弯曲呈 135°角,外侧紧贴暗盒,踝部稍垫高,使膝部放平,髌骨下缘与腘窝折线连线中点置于暗盒中心。对侧下肢弯曲,足踏于被检侧腿前方床面上,做好防护。

(3)移动 X 线管,将焦–片距置于 80 cm 处。

(4)中心线对准髌骨下缘与腘窝折线连线中点,垂直于暗盒。

(5)根据摄影因素选择曝光条件。

(6)复核摄影位置和曝光条件,在监视控制台曝光指示和被检者体位的情况下曝光。

3.冲洗胶片

(1)采用暗室操作

1)显影流程　3~5 min,显影过程中应随时观察影像密度生成。

2)停显流程　在清水中漂洗。

3)定影流程　20~30 min(实训过程中可视情况缩短时间)。

4)水洗流程　20~30 min(实训过程中可视情况缩短时间)。

5)干燥

(2)采用 CR 系统

1)在工作站采集模拟患者信息。

2)将影像板插入影像阅读处理器,读取信息。

3)将采集到的 X 线图像上传到后处理工作站进行图像后处理。

4)连接激光打印机,将处理好的 X 线图像打印到激光胶片。

【实训记录】

摄影部位	焦点大小	管电压/kV	管电流/mA	曝光时间/s	焦–片距/cm	滤线栅

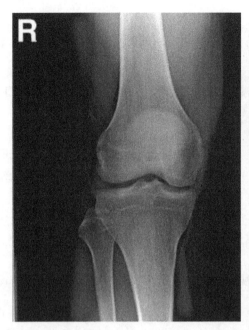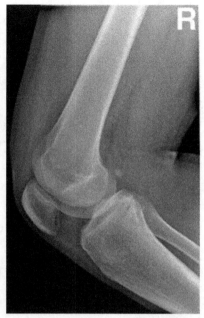

【实训讨论】

1. 观察膝关节前后位和膝关节侧位 X 线片,进行质量分析。

2. 当被检者膝关节伸直受限时,应如何摄取膝关节正位片?

【思考与练习】

在膝关节前后位 X 线片上看不到髌骨,如遇到髌骨左右分离骨折,应如何操作?

任务九　髌骨轴位和髋关节前后位摄影

【实训目标】

熟练掌握 X 线机的使用;掌握髌骨轴位和髋关节前后位 X 线摄影方法,并能冲洗出质量完好的 X 线片及进行质量分析;了解踝关节前后位踝关节侧位摄影的用途。

【知识目标】

熟练掌握髋关节影像解剖,学会看髌骨轴位和髋关节前后位 X 线片,能准确辨认出髋关节各骨、关节 X 线影像。

【能力目标】

熟练掌握 X 线机操作规程,熟练掌握髌骨轴位和髋关节前后位体位操作要点及曝光参数的选择;学会暗室显影、定影操作流程及数字化图像后处理技术。能结合临床说明上述体位 X 线片在临床的应用价值。

【素质目标】

养成严谨认真的工作作风,掌握系统、规范的操作标准,培养良好的工作习惯及团队协作精神。培养良好的医德医风。培养学生用实事求是的科学态度观察、分析和解决问题的能力;用理论联系实践的方法学习后续课程。爱护仪器、设备。

【实训器材】

摄影用 X 线机 1 台;12.7 cm×17.7 cm(5 in×7 in)及 25 cm×30 cm(10 in×12 in)X 线胶片各 1 张;12.7 cm×17.7 cm(5 in×7 in)及 25 cm×30 cm(10 in×12 in)暗盒各 1 副;铅字标记 1 套;观片灯 1 架;铅防护用品 1 套或 CR 系统 1 套;20 cm×25 cm(8 in×10 in)及 25 cm×30 cm(10 in×12 in)影像板各 1 块;激光打印机 1 台;激光胶片 1 张。

【实训步骤】

1.髌骨轴位摄影

(1)在暗室内将 12.7 cm×17.7 cm(5 in×7 in)胶片装入 12.7 cm×17.7 cm(5 in×7 in)暗盒。

(2)将标记好的铅字正贴于暗盒(影像板)边缘,暗盒置于摄影床上。

(3)被检者俯卧于摄影床上,对侧下肢伸直;被检侧膝关节极度弯曲,必要时可用布带牵拉固定。暗盒置于髌骨下方,做好防护。

(4)移动 X 线管,将焦-片距置于 75 cm 处。

(5)中心线对准髌骨下缘垂直射入胶片中心。

(6)根据摄影因素选择曝光条件。

(7)复核摄影位置和曝光条件,在监视控制台曝光指示和被检者体位的情况下曝光。

2.髋关节前后位摄影

(1)将标记好的铅字正贴于 25 cm×30 cm(10 in×12 in)暗盒(影像板)边缘,调整照射野,暗盒置于摄影床下的暗盒托盘内。

(2)被检者仰卧于摄影床上,双下肢伸直,足稍内旋,使双足跗趾靠拢,足跟分离,呈"内八字"。被检侧股骨头定位点(髂前上棘与耻骨联合上缘连线的中点,向外下做垂直线 5 cm)对应于暗盒中心,做好防护。

(3)移动 X 线管,将焦-片距置于 85 cm 处。

(4)中心线对准股骨头定位点,垂直于床面。

(5)按下滤线器摄影键。根据摄影因素选择曝光条件。

(6)复核摄影位置和曝光条件,在监视控制台曝光指示和被检者体位的情况下曝光。

3.冲洗胶片

(1)采用暗室操作

1)显影流程　3~5 min,显影过程中应随时观察影像密度变化。

2)停显流程　在清水中漂洗。

3)定影流程　20~30 min(实训过程中可视情况缩短时间)。

4)水洗流程　20~30 min(实训过程中可视情况缩短时间)。

5）干燥

（2）采用 CR 系统

1）在工作站采集模拟患者信息。

2）将影像板插入影像阅读处理器,读取信息。

3）将采集到的 X 线图像上传到后处理工作站进行图像后处理。

4）连接激光打印机,将处理好的 X 线图像打印到激光胶片。

【实训记录】

摄影部位	焦点大小	管电压/kV	管电流/mA	曝光时间/s	焦-片距/cm	滤线栅

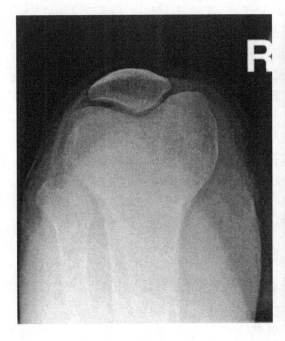
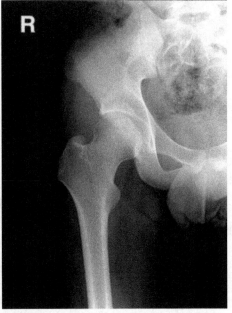

【实训讨论】

1.观察髌骨轴位和髋关节前后位 X 线片,进行质量分析。

2.当被检者不能俯卧时,应如何摄取髌骨轴位片?

【思考与练习】

1.髋关节前后位摄影时,为何要采取双足踇趾靠拢、足跟分离的姿势?

2.在临床操作中,股骨头定位点有何简易定位方法?

任务十　第3～第7颈椎前后位、颈椎侧位、颈椎斜位摄影

【实训目标】

熟练掌握X线机的使用;掌握第3～第7颈椎前后位、颈椎侧位、颈椎斜位X线摄影方法,并能冲洗出质量完好的X线片及进行质量分析;了解第3～第7颈椎前后位、颈椎侧位、颈椎斜位摄影的用途。

【知识目标】

熟练掌握颈椎影像解剖,学会看第3～第7颈椎前后位、颈椎侧位、颈椎斜位X线片,能准确辨认出椎体、椎间隙、椎间孔X线影像。

【能力目标】

熟练掌握X线机操作规程,熟练掌握第3～第7颈椎前后位、颈椎侧位、颈椎斜位体位操作要点及曝光参数的选择;学会暗室显影、定影操作流程及数字化图像后处理技术。能结合临床说明上述体位X线片在临床的应用价值。

【素质目标】

养成严谨认真的工作作风,掌握系统、规范的操作标准,培养良好的工作习惯及团队协作精神。培养良好的医德医风。培养学生用实事求是的科学态度观察、分析和解决问题的能力;用理论联系实践的方法学习后续课程。爱护仪器、设备。

【实训器材】

摄影用X线机1台;20 cm×25 cm(8 in×10 in)X线胶片3张;20 cm×25 cm(8 in×10 in)暗盒1副;铅字标记1套;观片灯1架;铅围裙1件或CR系统1套;20 cm×25 cm(8 in×10 in)影像板1块;激光打印机1台;激光胶片1张。

【实训步骤】

1.第3～第7颈椎前后位摄影

(1)在暗室内将胶片装入暗盒(或选择影像板)。

(2)将标记好的铅字正贴于暗盒边缘,暗盒置于摄影床下(或摄影架内)并使用滤线器。

(3)被检者仰卧于摄影床上或站立于摄影架前,身体正中矢状面置于床面中线处并垂直于床面。听鼻线垂直于床面或摄影架。枕外隆凸及第1胸椎包括在片内;用铅围裙遮盖胸部非拍摄区。

(4)移动X线管,将焦-片距置于85 cm处。

(5)中心线向头端倾斜10°,经甲状软骨射入。

(6)根据摄影因素选择曝光条件。

(7)复核摄影位置和曝光条件,在监视控制台曝光指示和被检者体位的情况下,嘱被检者深吸气后屏气。

2.颈椎侧位摄影

(1)将标记好的铅字反贴于暗盒边缘,暗盒置于摄影架内,使用滤线器。

(2)被检者侧立于摄片架前,头颈部正中矢状面平行于暗盒,头颅后仰使听鼻线平行于地面。双手及肩部尽量下垂,暗盒上缘平外耳郭高度。

(3)移动 X 线管,将焦-片距置于 150 cm 处。

(4)中心线对准第 4 颈椎(甲状软骨平面向上 2 cm)颈部前后缘连线中点,以水平方向射入胶片中心。

(5)根据摄片因素选择曝光条件。

(6)复核摄影位置和曝光条件,在监视控制台曝光指示和被检者体位的情况下,嘱被检者屏气。

3.颈椎右前斜位摄影

(1)将标记好的铅字反贴于暗盒长边,暗盒置于床面上并固定滤线器。

(2)被检者俯卧于摄影床上或站立于摄影架前,左侧肘部和膝部屈曲,支撑身体,使身体冠状面与床面呈45°角。听鼻线垂直于床面,颈部长轴与暗盒长轴平行,枕外隆凸及第 1 胸椎包括在片内;用铅围裙遮盖胸部非拍摄区。

(3)移动 X 线管,将焦-片距置于 90 cm 处。

(4)中心线向足端倾斜 10°,对准甲状软骨高度(颈部斜位中点)。

(5)根据摄影因素选择曝光条件。

(6)复核摄影位置和曝光条件,在监视控制台曝光指示和被检者体位的情况下曝光,嘱被检者深吸气后屏气曝光。

4.颈椎左前斜位摄影 被检者俯卧于摄影床上或站立与摄影架前,右侧肘部和膝部弯曲,支撑身体,使身体冠状面与床面呈45°角。其余同颈椎右前斜位摄影。

5.冲洗胶片

(1)采用暗室操作

1)显影流程 3~5 min,显影过程中应随时观察影像密度变化。

2)停显流程 在清水中漂洗。

3)定影流程 20~30 min(实训过程中可视情况缩短时间)。

4)水洗流程 20~30 min(实训过程中可视情况缩短时间)。

5)干燥

(2)采用 CR 系统

1)在工作站采集模拟患者信息。

2)将影像板插入影像阅读处理器,读取信息。

3)将采集到的 X 线图像上传到后处理工作站进行图像后处理。

4)连接激光打印机,将处理好的 X 线图像打印到激光胶片。

【实训记录】

摄影 部位	焦点 大小	管电压 /kV	管电流 /mA	曝光时间 /s	焦-片距 /cm	滤线栅

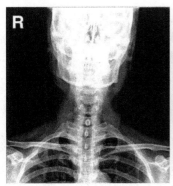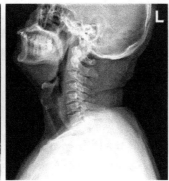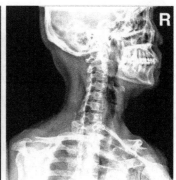

【实训讨论】

1.观察颈椎正位、颈椎侧位和颈椎斜位 X 线片,进行质量分析。

2.颈椎侧位摄影,被检者双肩下垂的目的是什么?

【思考与练习】

1.观察左侧椎间孔和椎弓根,应摄何体位的 X 线片?

2.颈椎前后斜位和颈椎后前斜位在影像观察上有何区别?

任务十一 胸椎正位和胸椎侧位摄影

【实训目标】

熟练掌握 X 线机的使用;掌握胸椎正位和胸椎侧位 X 线摄影方法,并能冲洗出质量完好的 X 线片及进行质量分析;了解胸椎正位和胸椎侧位摄影的用途。

【知识目标】

熟练掌握胸椎影像解剖,学会看胸椎正位和胸椎侧位 X 线片,能准确辨认出椎体、椎间隙 X 线影像。

【能力目标】

熟练掌握 X 线机操作规程,熟练掌握胸椎正位和胸椎侧位摄影体位操作要点及曝光参数的选择;学会暗室显影、定影操作流程及数字化图像后处理技术。能结合临床说明上述体位 X 线片在临床的应用价值。

【素质目标】

养成严谨认真的工作作风,掌握系统、规范的操作标准,培养良好的工作习惯及团队协作精神。培养良好的医德医风。培养学生用实事求是的科学态度观察、分析和解决问题的能力;用理论联系实践的方法学习后续课程。爱护仪器、设备。

【实训器材】

摄影用 X 线机 1 台;30 cm×38 cm(12 in×15 in)X 线胶片 1 张;15 cm×38 cm(6 in×15 in)暗盒 1 副;铅字标记 1 套;观片灯 1 架;铅围裙 1 件或 CR 系统 1 套;30 cm×38 cm(12 in×15 in)影像板 1 块;激光打印机 1 台;激光胶片 1 张。

【实训步骤】

1. 胸椎前后位摄影

(1)在暗室内将 30 cm×38 cm(12 in×15 in)胶片用裁片刀竖分为 15 cm×38 cm(6 in×15 in),装入 15 cm×38 cm 暗盒[或选择 30 cm×38 cm(12 in×15 in)影像板]。

(2)将标记好的铅字正贴于暗盒边缘,调整照射野,将暗盒置于摄影床面下暗盒托盘内。

(3)被检者仰卧于摄影床上,身体正中矢状面与床面正中线一致并垂直,两上肢置于身旁,双下肢弯曲,两足可平放床面。胶片上缘包括第 7 颈椎,下缘包括第 1 腰椎。

(4)移动 X 线管,将焦–片距置于 90 cm 处。

(5)中心线对准第 6 胸椎(男性患者双乳头连线中点,女性患者胸骨颈静脉切迹至剑突的中点)垂直射入。

(6)按下滤线器摄影键。根据摄片因素选择曝光条件。

(7)复核摄影位置和曝光条件,在监视控制台曝光指示和被检者体位的情况下,嘱被检者平静呼吸中屏气曝光。

2. 胸椎侧位摄影

(1)在暗室内将 15 cm×38 cm(16 in×15 in)胶片装入 15 cm×38 cm(16 in×15 in)暗盒[或选择 30 cm×38 cm(12 in×15 in)影像板]。调整照射野,将暗盒置于摄影床面下暗盒托盘内。

(2)被检者侧卧于摄影床上,两上肢上举,屈曲抱头,双下肢弯曲支撑身体。身体冠状面与床面垂直,棘突垂线距床面中线外 5 cm。

(3)移动 X 线管,将焦–片距置于 100 cm 处。

(4)中心线经肩胛骨下角,对准第 7 胸椎垂直射入(若棘突不能与胶片平行,可向头端倾斜适当角度)。

(5)按下滤线器摄影键。根据摄片因素选择曝光条件。

（6）复核摄影位置和曝光条件,在监视控制台曝光指示和被检者体位的情况下,嘱被检者深吸气后屏气曝光。

3.冲洗胶片

（1）采用暗室操作

1）显影流程　3~5 min,显影过程中应随时观察影像密度变化。

2）停显流程　在清水中漂洗。

3）定影流程　20~30 min（实训过程中可视情况缩短时间）。

4）水洗流程　20~30 min（实训过程中可视情况缩短时间）。

5）干燥

（2）采用 CR 系统

1）在工作站采集模拟患者信息。

2）将影像板插入影像阅读处理器,读取信息。

3）将采集到的 X 线图像上传到后处理工作站进行图像后处理。

4）连接激光打印机,将处理好的 X 线图像打印到激光胶片。

【实训记录】

摄影部位	焦点大小	管电压/kV	管电流/mA	曝光时间/s	焦-片距/cm	滤线栅

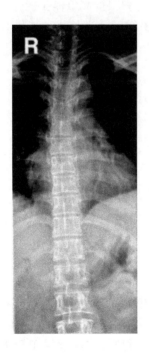
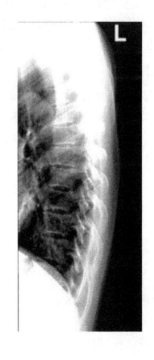

【实训讨论】

1. 观察胸椎正位、胸椎侧位 X 线片,进行质量分析。

2. 胸椎序列较长且横跨胸腔段和腹腔段,如何应用阳极效应减小密度差别?

【思考与练习】

1. 胸椎序列临床常见疾病有哪些?其影像学表现又有哪些?

2. 胸椎侧位摄影中,第 1～第 3 胸椎无法展示,应如何纠正?

任务十二　腰椎前后位和腰椎侧位摄影

【实训目标】

熟练掌握 X 线机的使用;掌握腰椎正位和腰椎侧位 X 线摄影方法,并能冲洗出质量完好的 X 线片及进行质量分析;了解腰椎正位和腰椎侧位摄影的用途。

【知识目标】

熟练掌握腰椎影像解剖,学会看腰椎正位和腰椎侧位 X 线片,能准确辨认出椎体、椎间隙 X 线影像。

【能力目标】

熟练掌握 X 线机操作规程,熟练掌握腰椎正位和腰椎侧位体位操作要点及曝光参数的选择;学会暗室显影、定影操作流程及数字化图像后处理技术。能结合临床说明上述体位 X 线片在临床的应用价值。

【素质目标】

养成严谨认真的工作作风,掌握系统、规范的操作标准,培养良好的工作习惯及团队协作精神。培养良好的医德医风。培养学生用实事求是的科学态度观察、分析和解决问题的能力;用理论联系实践的方法学习后续课程。爱护仪器、设备。

【实训器材】

摄影用 X 线机 1 台;30 cm×38 cm(12 in×15 in)X 线胶片 1 张;15 cm×38 cm(6 in×15 in)暗盒 1 副;铅字标记 1 套;观片灯 1 架;铅防护用品 1 套或 CR 系统 1 套;30 cm×38 cm(12 in×15 in)影像板 1 块;激光打印机 1 台;激光胶片 1 张。

【实训步骤】

1. 腰椎前后位摄影

(1)在暗室内将 30 cm×38 cm(12 in×15 in)胶片用裁片刀竖分为 15 cm×38 cm(6 in×15 in),装入 15 cm×38 cm(6 in×15 in)暗盒［或选择 30 cm×38 cm(12 in×15 in)影像板］。

(2)将标记好的铅字正贴于暗盒边缘,调整照射野,将暗盒置于摄影床面下暗盒托盘内。

(3)被检者仰卧于摄影床上,双侧髋关节及膝关节弯曲,双足踏于床面,使腰部贴近床面。身体正中矢状线对准于床面中线,正中矢状面垂直于床面。下部胸椎和上部骶椎包括在片内,做好防护。

(4)移动 X 线管,将焦–片距置于 90 cm 处。

(5)中心线对准脐上 3 cm 处,垂直于床面。

(6)按下滤线器摄影键。根据摄片因素选择曝光条件。

(7)复核摄影位置和曝光条件,在监视控制台曝光指示和被检者体位的情况下,嘱被检者屏气。

2. 腰椎侧位摄影

(1)在暗室内将 15 cm×38 cm(6 in×15 in)胶片装入 15 cm×38 cm(6 in×15 in)暗盒[或选择 30 cm×38 cm(12 in×15 in)影像板]。调整照射野,将暗盒置于摄影床面下暗盒托盘内。

(2)被检者侧卧于摄影床上,两臂上举抱头,双下肢弯曲。身体冠状面垂直床面,正中矢状面平行于床面,腰椎棘突置于床中线外 5 cm 处。下部胸椎和上部骶椎包括在片内,做好防护。

(3)移动 X 线管,将焦–片距置于 100 cm 处。

(4)中心线对准第 3 腰椎,垂直于床面。

(5)按下滤线器摄影键,根据摄片因素选择曝光条件。

(6)复核摄影位置和曝光条件,在监视控制台曝光指示和被检者体位的情况下,嘱被检者深呼气后屏气曝光。

3. 冲洗胶片

(1)采用暗室操作

1)显影流程 3～5 min,显影过程中应随时观察影像密度变化。

2)停显流程 在清水中漂洗。

3)定影流程 20～30 min(实训过程中可视情况缩短时间)。

4)水洗流程 20～30 min(实训过程中可视情况缩短时间)。

5)干燥

(2)采用 CR 系统

1)在工作站采集模拟患者信息。

2)将影像板插入影像阅读处理器,读取信息。

3)将采集到的 X 线图像上传到后处理工作站进行图像后处理。

4)连接激光打印机,将处理好的 X 线图像打印到激光胶片。

【实训记录】

摄影部位	焦点大小	管电压/kV	管电流/mA	曝光时间/s	焦-片距/cm	滤线栅

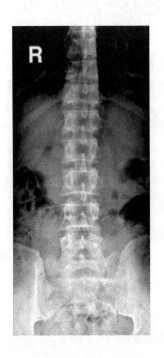 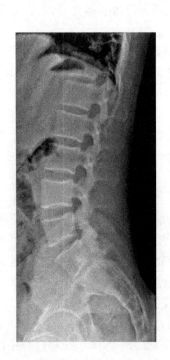

【实训讨论】

1. 观察腰椎正位、腰椎侧位 X 线片,进行质量分析。

2. 腰椎正位摄影为何要求双足平踏床面?

【思考与练习】

1. 腰椎侧位摄影焦-片距,为何大于腰椎前后位摄影焦-片距?

2. 腰椎侧位片能否看到椎间盘? 如何通过腰椎侧位诊断椎间盘病变?

任务十三　尾骨前后位和尾骨侧位摄影

【实训目标】

熟练掌握 X 线机的使用;掌握尾骨正位和尾骨侧位 X 线摄影方法,并能冲洗出质量完好的 X 线片及进行质量分析;了解尾骨正位和尾骨侧位摄影的临床用途。

【知识目标】

熟练掌握尾骨影像解剖,学会看尾骨正位和尾骨侧位 X 线片,能准确辨认出尾椎各部 X 线影像。

【能力目标】

熟练掌握 X 线机操作规程,熟练掌握尾骨正位和尾骨侧位体位操作要点及曝光参数的选择;学会暗室显影、定影操作流程及数字化图像后处理技术。能结合临床说明上述体位 X 线片在临床的应用价值。

【素质目标】

养成严谨认真的工作作风,掌握系统、规范的操作标准,培养良好的工作习惯及团队协作精神。培养良好的医德医风。培养学生用实事求是的科学态度观察、分析和解决问题的能力;用理论联系实践的方法学习后续课程。爱护仪器、设备。

【实训器材】

摄影用 X 线机 1 台;20 cm×25 cm(8 in×10 in)X 线胶片 2 张;20 cm×25 cm(8 in×10 in)暗盒 1 副;铅字标记 1 套;观片灯 1 架;铅防护用品 1 套或 CR 系统 1 套;20 cm×25 cm(8 in×10 in)影像板 1 块;激光打印机 1 台;激光胶片 1 张。

【实训步骤】

1.尾骨前后位摄影

(1)在暗室内将胶片装入暗盒(或选择影像板)。

(2)将标记好的铅字正贴于暗盒(影像板)边缘,调整照射野,暗盒置于摄影床面下暗盒托盘内。

(3)被检者仰卧于摄影床上,双下肢伸直。身体正中矢状线对准于床面中线,正中矢状面垂直于床面,骶骨和耻骨联合包括在片内,做好防护。

(4)移动 X 线管,将焦-片距置于 80 cm 处。

(5)中心线向足端倾斜 15°角,对准耻骨联合上 3 cm 处。

(6)按下滤线器摄影键。根据摄片因素选择曝光条件。

(7)复核摄影位置和曝光条件,在监视控制台曝光指示和被检者体位的情况下,嘱被检者屏气。

2.尾骨侧位摄影

(1)将标记好的铅字反贴于暗盒边缘,暗盒置于摄影床面下暗盒托盘内。

(2)被检者侧卧于摄影床上,两臂上举抱头,双下肢尽量屈曲。身体冠状面垂直床面,正中矢状面平行于床面,骶中嵴置于床中线外 3 cm 处。骶椎和尾椎包括在片内,做好防护。

(3)移动 X 线管,将焦-片距置于 90 cm 处。

(4)中心线对准尾骨,垂直于床面。

(5)按下滤线器摄影键。根据摄片因素选择曝光条件。

（6）复核摄影位置和曝光条件,在监视控制台曝光指示和被检者体位的情况下,嘱被检者呼气后屏气曝光。

3. 冲洗胶片

（1）采用暗室操作

1）显影流程　3～5 min,显影过程中应随时观察影像密度变化。

2）停显流程　在清水中漂洗。

3）定影流程　20～30 min(实训过程中可视情况缩短时间)。

4）水洗流程　20～30 min(实训过程中可视情况缩短时间)。

5）干燥

（2）采用 CR 系统

1）在工作站采集模拟患者信息。

2）将影像板插入影像阅读处理器,读取信息。

3）将采集到的 X 线图像上传到后处理工作站进行图像后处理。

4）连接激光打印机,将处理好的 X 线图像打印到激光胶片。

【实训记录】

摄影部位	焦点大小	管电压/kV	管电流/mA	曝光时间/s	焦-片距/cm	滤线栅

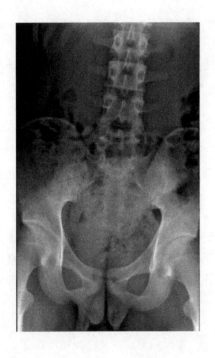

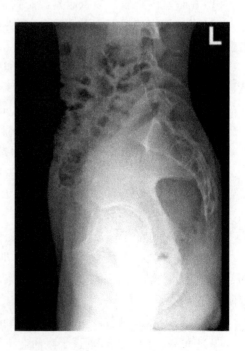

【实训讨论】

1.观察尾骨正位、尾骨侧位 X 线片,进行质量分析。

2.为何尾骨正位临床影像观察效果较差?

【思考与练习】

1.尾骨骨折临床常见的 X 线征象是什么?

2.尾骨侧位与切线位摄影有何区别?

任务十四 胸部后前位和胸部侧位摄影

【实训目标】

熟练掌握 X 线机的使用;掌握胸部后前位和胸部侧位 X 线摄影方法,并能冲洗出质量完好的 X 线片及进行质量分析;了解胸部后前位和胸部侧位摄影的用途。

【知识目标】

熟练掌握胸部影像解剖,学会看胸部后前位和胸部侧位 X 线片,能准确辨认胸腔各器官 X 线影像。

【能力目标】

熟练掌握 X 线机操作规程,熟练掌握胸部后前位和胸部侧位体位操作要点及曝光参数的选择;学会暗室显影、定影操作流程及数字化图像后处理技术。能结合临床说明上述体位 X 线片在临床的应用价值。

【素质目标】

养成严谨认真的工作作风,掌握系统、规范的操作标准,培养良好的工作习惯及团队协作精神。培养良好的医德医风。培养学生用实事求是的科学态度观察、分析和解决问题的能力;用理论联系实践的方法学习后续课程。爱护仪器、设备。

【实训器材】

摄影用 X 线机 1 台;30 cm×38 cm(12 in×15 in)X 线胶片 1 张;35 cm×35 cm(14 in×14 in)X 线胶片 1 张;30 cm×38 cm(12 in×15 in)及 35 cm×35 cm(12 in×15 in)暗盒各 1 副;铅字标记 1 套;观片灯 1 架;铅防护用品 1 套或 CR 系统 1 套;30 cm×38 cm(12 in×15 in)及 35 cm×35 cm(14 in×14 in)影像板各 1 块;激光打印机 1 台;激光胶片 1 张。

【实训步骤】

1.胸部后前位摄影

(1)在暗室内将 35 cm×35 cm(14 in×14 in)胶片装入 35 cm×35 cm(14 in×14 in)暗盒[或选择 35 cm×35 cm(14 in×14 in)影像板]。

(2)将标记好的铅字反贴于暗盒边缘,暗盒(影像板)置于摄影架上。

(3)被检者面向摄片架站立,做好防护,双足分开与肩同宽。前胸紧贴暗盒,身体正中矢状线对暗盒中线,正中矢状面垂直于暗盒。暗盒上缘超出肩部软组织 3 cm,双臂内旋,手背放于髋部,两肘尽量内旋,双肩下垂。第 7 颈椎至第 1 腰椎以及两侧胸壁包括在胶片内。

(4)移动 X 线管,观察胸廓、肺部、纵隔及膈肌等部病变将焦–片距置于 150 ~ 180 cm 处,了解心脏及大血管的形态、大小,协助诊断心脏疾病,将焦–片距置于 180 ~ 200 cm处。

(5)中心线对准第 5 胸椎,检查心脏中心线,经第 7 胸椎垂直于暗盒投射。

(6)根据摄片因素选择曝光条件。

(7)复核摄影位置和曝光条件,在监视控制台曝光指示和被检者体位的情况下,嘱被检者深吸气后屏气(若进行心脏摄影,应在平静呼吸下屏气)曝光。

2. 胸部侧位摄影

(1)在暗室内将30 cm×38 cm(12 in×15 in)胶片装入 30 cm×38 cm(12 in×15 in)暗盒[或选择 30 cm×38 cm(12 in×15 in)影像板]。将标记好的铅字反贴于暗盒边缘,暗盒(影像板)置于摄影架上。

(2)被检者侧立于摄片架前,被检侧胸壁紧贴暗盒(肺脏检查时常规右侧贴暗盒,心脏检查时常规左侧贴暗盒)。两臂上举、手交叉抱头,身体正中矢状面平行于暗盒。第 7 颈椎至第 1 腰椎以及前胸后背包括在胶片内。

(3)移动 X 线管,将焦–片距置于 180 cm 处。

(4)中心线对准第 5 胸椎高度的侧胸壁中点,垂直于暗盒。

(5)根据摄片因素选择曝光条件。

(6)复核摄影位置和曝光条件,在监视控制台曝光指示和被检者体位的情况下,嘱被检者深吸气后屏气。

3. 冲洗胶片

(1)采用暗室操作

1)显影流程　3 ~ 5 min,显影过程中应随时观察影像密度变化。

2)停显流程　在清水中漂洗。

3)定影流程　20 ~ 30 min(实训过程中可视情况缩短时间)。

4)水洗流程　20 ~ 30 min(实训过程中可视情况缩短时间)。

5)干燥

(2)采用 CR 系统

1)在工作站采集模拟患者信息。

2)将影像板插入影像阅读处理器,读取信息。

3)将采集到的 X 线图像上传到后处理工作站进行图像后处理。

4)连接激光打印机,将处理好的 X 线图像打印到激光胶片。

【实训记录】

摄影部位	焦点大小	管电压/kV	管电流/mA	曝光时间/s	焦-片距/cm	滤线栅

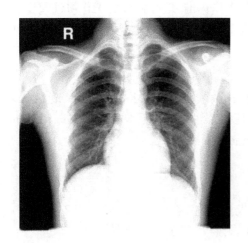
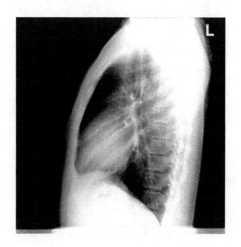

【实训讨论】

1.观察胸部后前位、胸部侧位 X 线片,进行质量分析。

2.为了更好地展示胸部组织影像层次,应如何调整曝光参数?

【思考与练习】

1.总结胸部后前位与心脏大血管后前位摄影有哪些相同点及不同点?

2.高千伏摄影在胸部应用中有哪些优点?

任务十五　心脏大血管左前斜位和右前斜位摄影

【实训目标】

熟练掌握 X 线机的使用;掌握心脏大血管左前斜位和右前斜位 X 线摄影方法,并能冲洗出质量完好的 X 线片及进行质量分析;了解心脏大血管左前斜位和右前斜位摄影的用途。

【知识目标】

熟练掌握胸部影像解剖,学会看心脏大血管左前斜位和右前斜位 X 线片,能准确辨认胸腔各器官 X 线影像。

【能力目标】

熟练掌握 X 线机操作规程,熟练掌握心脏大血管左前斜位和右前斜位体位操作要点及曝光参数的选择;学会暗室显影、定影操作流程及数字化图像后处理技术。能结合临床说明上述体位 X 线片在临床的应用价值。

【素质目标】

养成严谨认真的工作作风,掌握系统、规范的操作标准,培养良好的工作习惯及团队协作精神。培养良好的医德医风。培养学生用实事求是的科学态度观察、分析和解决问题的能力;用理论联系实践的方法学习后续课程。爱护仪器、设备。

【实训器材】

摄影用 X 线机 1 台;30 cm×38 cm(12 in×15 in)X 线胶片 2 张;30 cm×38 cm(12 in×15 in)暗盒 1 副;铅字标记 1 套;观片灯 1 架;铅围裙 1 件或 CR 系统 1 套;30 cm×38 cm(12 in×15 in)影像板 1 块;激光打印机 1 台;激光胶片 1 张。

【实训步骤】

1. 心脏大血管右前斜位摄影

(1)在暗室内将胶片装入暗盒(或选择影像板)。

(2)将标记好的铅字反贴于暗盒边缘,暗盒(影像板)置于摄影架上。

(3)被检者面向摄片架站立,做好防护,双足分开,与肩同宽,左臂上举抱头,右臂内旋,手背放于髋部。胸部右前方紧贴暗盒。身体冠状面与暗盒呈 45°~55°角。第 7 颈椎至第 1 腰椎以及两侧胸壁包括在胶片内。

(4)移动 X 线管,将焦-片距置于 200 cm 处。

(5)中心线对准第 7 胸椎高度斜位胸廓水平连线中点,垂直于暗盒。

(6)根据摄片因素选择曝光条件。

(7)让被检者含调好的钡剂。

(8)复核摄影位置和曝光条件,在监视控制台曝光指示和被检者体位的情况下,嘱被检者吞咽钡剂并屏气。

2. 心脏大血管左前斜位摄影

(1)在暗室内将胶片装入暗盒(或选择影像板)。

(2)将标记好的铅字反贴于暗盒边缘,暗盒(影像板)置于摄影架上。

(3)被检者面向摄片架站立,做好防护,双足分开,与肩同宽,右臂上举抱头,左臂内旋,手背放于髋部。胸部左前方紧贴暗盒。身体冠状面与暗盒呈 60°~65°角。第 7 颈椎至第 1 腰椎以及两侧胸壁包括在胶片内。

(4)移动 X 线管,将焦-片距置于 200 cm 处。

(5)中心线对准第 7 胸椎高度斜位胸廓水平连线中点,垂直于暗盒。

(6)根据摄片因素选择曝光条件。

(7)让被检者含调好的钡剂。

(8)复核摄影位置和曝光条件,在监视控制台曝光指示和被检者体位的情况下,嘱被检者吞咽钡剂并屏气后曝光。

3. 冲洗胶片

(1) 采用暗室操作

1) 显影流程 3～5 min,显影过程中应随时观察影像密度变化。

2) 停显流程 在清水中漂洗。

3) 定影流程 20～30 min(实训过程中可视情况缩短时间)。

4) 水洗流程 20～30 min(实训过程中可视情况缩短时间)。

5) 干燥

(2) 采用 CR 系统

1) 在工作站采集模拟患者信息。

2) 将影像板插入影像阅读处理器,读取信息。

3) 将采集到的 X 线图像上传到后处理工作站进行图像后处理。

4) 连接激光打印机,将处理好的 X 线图像打印到激光胶片。

【实训记录】

摄影 部位	焦点 大小	管电压 /kV	管电流 /mA	曝光时间 /s	焦-片距 /cm	滤线栅

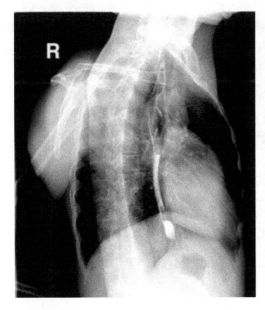
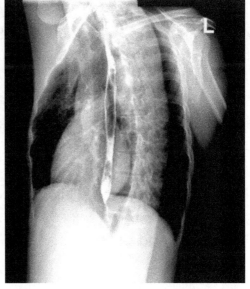

【实训讨论】

1. 观察心脏大血管左前斜位、右前斜位 X 线片,进行质量分析。

2. 如何更好地保证食管吞钡剂后的全程显影?

【思考与练习】

1. 说出心脏大血管左前斜位和右前斜位的各自观察指标。

2. 对临床常见心脏大血管疾病影像学表现进行总结。

任务十六　腹部仰卧前后位和腹部站立前后位摄影

【实训目标】

熟练掌握 X 线机的使用;掌握腹部仰卧前后位和腹部站立前后位 X 线摄影方法,并能冲洗出质量完好的 X 线片及进行质量分析;了解腹部仰卧前后位和腹部站立前后位摄影的用途。

【知识目标】

熟练掌握泌尿系统影像解剖,学会看腹部仰卧前后位和腹部站立前后位 X 线片,能准确辨认腹部(泌尿系统结石)X 线影像。

【能力目标】

熟练掌握 X 线机操作规程,熟练掌握腹部仰卧前后位和腹部站立前后位体位操作要点及曝光参数的选择;学会暗室显影、定影操作流程及数字化图像后处理技术。能结合临床说明上述体位 X 线片在临床的应用价值。

【素质目标】

养成严谨认真的工作作风,掌握系统、规范的操作标准,培养良好的工作习惯及团队协作精神。培养学生用实事求是的科学态度观察、分析和解决问题的能力;用理论联系实践的方法学习后续课程。爱护仪器、设备。

【实训器材】

摄影用 X 线机 1 台;30 cm×38 cm(12 in×15 in)X 线胶片 2 张;30 cm×38 cm(12 in×15 in)暗盒 1 副;铅字标记 1 套;观片灯 1 架;铅防护用品 1 套或 CR 系统 1 套;30 cm×38 cm(12 in×15 in)影像板 1 块;激光打印机 1 台;激光胶片 1 张。

【实训步骤】

1. 腹部仰卧前后位摄影

(1)在暗室内将胶片装入暗盒(或选择影像板)。

(2)将标记好的铅字正贴于暗盒边缘,调整照射野,暗盒(影像板)置于摄影床面下暗盒托盘内。

(3)被检者仰卧于摄影床上,身体正中矢状线对准于床面中线。正中矢状面垂直床面。双下肢伸直,剑突上 3 cm 及耻骨联合下 3 cm 包括在胶片内。做好防护。

(4)移动 X 线管,将焦–片距置于 90 cm 处。

(5)中心线对准剑突与耻骨联合上缘连线的中点,垂直于床面。

(6)复核摄影位置和曝光条件,在监视控制台曝光指示和被检者体位的情况下,嘱被检者深呼气后屏气曝光。

2. 腹部站立前后位摄影

(1)将标记好的铅字正贴于暗盒边缘,暗盒(影像板)置于摄片架上并加滤线器。

(2)被检者背向摄影架站立,做好防护,身体正中矢状线对准于暗盒中线,冠状面平行于暗盒。剑突上 5 cm 及耻骨联合包括在胶片内。

(3)移动 X 线管,将焦–片距置于 90 cm 处。

(4)中心线:观察膈下游离气体时,对准剑突与脐连线的中点,垂直于暗盒;观察其他部位时,对准剑突与耻骨联合上缘连线的中点,垂直于暗盒。

(5)根据摄片因素选择曝光条件。

(6)复核摄影位置和曝光条件,在监视控制台曝光指示和被检者体位的情况下,嘱被检者深呼气后屏气曝光。

3. 冲洗胶片

(1)采用暗室操作

1)显影流程　3~5 min,显影过程中应随时观察影像密度变化。

2)停显流程　在清水中漂洗。

3)定影流程　20~30 min(实训过程中可视情况缩短时间)。

4)水洗流程　20~30 min(实训过程中可视情况缩短时间)。

5)干燥

(2)采用 CR 系统

1)在工作站采集模拟患者信息。

2)将影像板插入影像阅读处理器,读取信息。

3)将采集到的 X 线图像上传到后处理工作站进行图像后处理。

4)连接激光打印机,将处理好的 X 线图像打印到激光胶片。

【实训记录】

摄影部位	焦点大小	管电压/kV	管电流/mA	曝光时间/s	焦–片距/cm	滤线栅

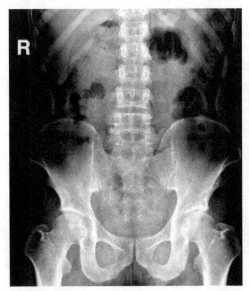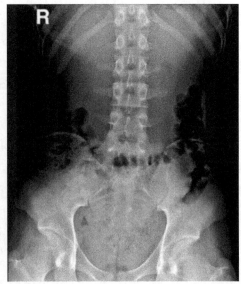

【实训讨论】

1. 观察腹部仰卧前后位、腹部站立前后位 X 线片,进行质量分析。

2. 总结腹部仰卧前后位和腹部站立前后位的摄影目的。

【思考与练习】

1. 腹部站立前后位检查适用的临床疾病有哪些?

2. 比较腹部仰卧前后位和腹部站立前后位片的影像解剖关系。

任务十七 头颅后前位和头颅侧位摄影

【实训目标】

熟练掌握 X 线机的使用;掌握头颅后前位和头颅侧位 X 线摄影方法,并能冲洗出质量完好的 X 线片及进行质量分析;了解头颅后前位和头颅侧位摄影的用途。

【知识目标】

熟练掌握头颅系统影像解剖,学会看头颅后前位和头颅侧位 X 线片,能准确辨认颅骨 X 线影像。

【能力目标】

熟练掌握 X 线机操作规程,熟练掌握头颅后前位和头颅侧位体位操作要点及曝光参数的选择;学会暗室显影、定影操作流程及数字化图像后处理技术。能结合临床说明上述体位 X 线片在临床的应用价值。

【素质目标】

养成严谨认真的工作作风,掌握系统、规范的操作标准,培养良好的工作习惯及团队协作精神。培养良好的医德医风。培养学生用实事求是的科学态度观察、分析和解决问题的能力;用理论联系实践的方法学习后续课程。爱护仪器、设备。

【实训器材】

摄影用 X 线机 1 台;25 cm×30 cm(10 in×12 in)X 线胶片 2 张;25 cm×30 cm(10 in×12 in)暗盒 1 副;铅字标记 1 套;观片灯 1 架;铅防护用品 1 套或 CR 系统 1 套;25 cm×30 cm(10 in×12 in)影像板 1 块;激光打印机 1 台;激光胶片 1 张。

【实训步骤】

1. 头颅后前位摄影

(1)在暗室内将胶片装入暗盒(或选择影像板)。

(2)将标记好的铅字反贴于暗盒边缘,调整照射野,暗盒(影像板)置于摄影床面下暗盒托盘内。

(3)被检者俯卧于摄影床上,两手放于头旁。头部正中矢状线对准于床中线,正中矢状面垂直于床面,听眦线垂直于床面(侧面观)。头顶及下颌颏部包括在片内。

(4)移动 X 线管,将焦-片距置于 90 cm 处。

(5)中心线通过眉间,垂直于床面。

(6)按下滤线器摄影键。根据摄片因素选择曝光条件。

(7)复核摄影位置和曝光条件,在监视控制台曝光指示和被检者体位的情况下,嘱被检者吸气后屏气曝光。

2. 头颅侧位摄影

(1)将标记好的铅字反贴于暗盒边缘,调整照射野,暗盒置于摄影床面下暗盒托盘内。

(2)被检者俯卧于摄影床上,头侧转,患侧在下。头颅矢状面与床面平行,瞳间线垂直于床面。下颌内收,使鼻额连线与胶片侧缘平行。胶片上缘超出颅顶约 3 cm,枕外隆凸至眉间连线中点置于暗盒中心(使用床下活动滤线器)。

(3)移动 X 线管,将焦-片距置于 90 cm 处。

(4)中心线对准外耳孔前、上各 2.5 cm 处,垂直于床面。

(5)按下滤线器摄影键。根据摄片因素选择曝光条件。

(6)复核摄影位置和曝光条件,在监视控制台曝光指示和被检者体位的情况下,嘱被检者吸气后屏气曝光。

3. 冲洗胶片

(1)采用暗室操作

1)显影流程 3~5 min,显影过程中应随时观察影像密度变化。

2)停显流程 在清水中漂洗。

3)定影流程 20~30 min(实训过程中可视情况缩短时间)。

4)水洗流程　20~30 min(实训过程中可视情况缩短时间)。

5)干燥

(2)采用 CR 系统

1)在工作站采集模拟患者信息。

2)将影像板插入影像阅读处理器,读取信息。

3)将采集到的 X 线图像上传到后处理工作站进行图像后处理。

4)连接激光打印机,将处理好的 X 线图像打印到激光胶片。

【实训记录】

摄影 部位	焦点 大小	管电压 /kV	管电流 /mA	曝光时间 /s	焦-片距 /cm	滤线栅

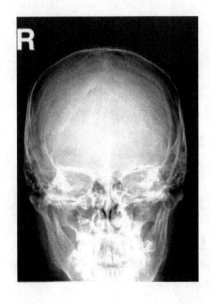
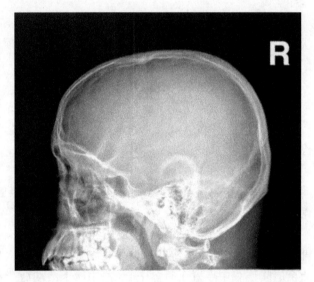

【实训讨论】

1.观察头颅后前位、头颅侧位 X 线片,进行质量分析。

2.总结头颅后前位的体位标准。

【思考与练习】

1.临床常采用头颅后前位摄影,很少采用头颅前后位摄影,原因是什么?

2.如遇到危重患者(如颅底骨折)要做头颅摄影时,应如何变通?

任务十八 许氏位和梅氏位摄影

【实训目标】

熟练掌握 X 线机的使用;掌握许氏位和梅氏位 X 线摄影方法,并能冲洗出质量完好的 X 线片及进行质量分析;了解许氏位和梅氏位摄影的用途。

【知识目标】

熟练掌握乳突影像解剖,学会看许氏位和梅氏位 X 线片,能准确定位及辨认乳突 X 线影像。

【能力目标】

熟练掌握 X 线机操作规程,熟练掌握许氏位和梅氏位体位操作要点及曝光参数的选择;学会暗室显影、定影操作流程及数字化图像后处理技术。能结合临床说明上述体位 X 线片在临床的应用价值。

【素质目标】

养成严谨认真的工作作风,掌握系统、规范的操作标准,培养良好的工作习惯及团队协作精神。培养良好的医德医风。培养学生用实事求是的科学态度观察、分析和解决问题的能力;用理论联系实践的方法学习后续课程。爱护仪器、设备。

【实训器材】

摄影用 X 线机 1 台;20 cm×25 cm(8 in×10 in) X 线胶片 4 张;20 cm×25 cm(8 in×10 in)暗盒 1 副;铅字标记 1 套;观片灯 1 架;铅防护用品 1 套或 CR 系统 1 套;20 cm×25 cm(8 in×10 in)影像板 1 块;激光打印机 1 台;激光胶片 1 张。

【实训步骤】

1. 许氏位摄影

(1)在暗室内将胶片装入暗盒(或选择影像板)。

(2)暗盒置于摄影床上并加用滤线器,将标记好的铅字反贴于暗盒边缘,调整照射野。

(3)被检者身体摆放成标准头颅侧位姿势。被检侧贴近暗盒,耳郭前折,乳突置于暗盒中心向上 1 cm,正中矢状面平行于暗盒,瞳间线垂直于床面,额鼻线平行于暗盒边缘。

(4)移动 X 线管,将焦–片距于 60 cm 外。

(5)中心线向足端倾斜 25°,通过对侧外耳孔后上 8 cm 射入。

(6)根据摄片因素选择曝光条件。

(7)复核摄影位置和曝光条件,在监视控制台曝光指示和被检者体位的情况下,嘱被检者吸气后屏气曝光。

(8)换取暗盒,用同样方法摄对侧乳突许氏位片。

2. 梅氏位摄影

(1)暗盒置于摄影床上并加用滤线器,将标记好的铅字反贴于暗盒边缘。调整照射野。

(2)被检者仰卧于摄影床上两臂向下放于身旁。被检侧耳郭前折,外耳孔置于暗盒中心向前上各 3 cm 处,头颅矢状面与床面呈 45°角,听眦线垂直于暗盒(侧面观)。

(3)移动 X 线管,将焦–片距置于 60 cm 处。

(4)中心线向足端倾斜 45°角,通过对侧眼眶外上方 7 cm 处射入。

(5)根据摄片因素选择曝光条件。

(6)复核摄影位置和曝光条件,在监视控制台曝光指示和被检者体位的情况下,嘱被检者吸气后屏气曝光。

(8)换取暗盒,用同样方法摄对侧梅氏位片。

3. 冲洗胶片

(1)采用暗室操作

1)显影流程　3~5 min,显影过程中应随时观察影像密度变化。

2)停显流程　在清水中漂洗。

3)定影流程　20~30 min(实训过程中可视情况缩短时间)。

4)水洗流程　20~30 min(实训过程中可视情况缩短时间)。

5)干燥

(2)采用 CR 系统

1)在工作站采集模拟患者信息。

2)将影像板插入影像阅读处理器,读取信息。

3)将采集到的 X 线图像上传到后处理工作站进行图像后处理。

4)连接激光打印机,将处理好的 X 线图像打印到激光胶片。

【实训记录】

摄影部位	焦点大小	管电压/kV	管电流/mA	曝光时间/s	焦–片距/cm	滤线栅

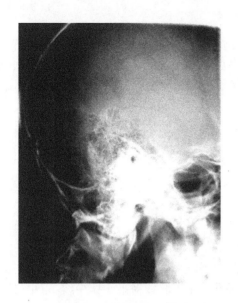 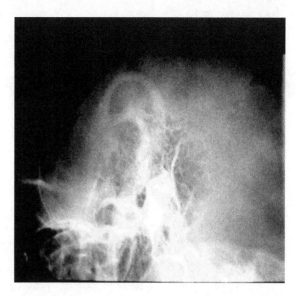

【实训讨论】

1.观察许氏位 X 线片、梅氏位 X 线片,进行质量分析。

2.临床常规双侧乳突许氏位、梅氏位摄影的目的是什么?

【思考与练习】

1.乳突正常的影像解剖与病变(如中耳炎)后的影像表现有何区别?

2.临床观察胆脂瘤最适合的摄影体位是什么?

任务十九　瓦氏位和柯氏位摄影

【实训目标】

熟练掌握 X 线机的使用;掌握瓦氏位和柯氏位 X 线摄影方法,并能冲洗出质量完好的 X 线片及进行质量分析;了解许氏位和梅氏位摄影的用途。

【知识目标】

熟练掌握面颅影像解剖,学会看瓦氏位和柯氏位 X 线片,能准确定位及辨认各窦腔 X 线影像。

【能力目标】

熟练掌握 X 线机操作规程,熟练掌握瓦氏位和柯氏位体位操作要点及曝光参数的选择;学会暗室显影、定影操作流程及数字化图像后处理技术。能结合临床说明上述体位 X 线片在临床的应用价值。

【素质目标】

养成严谨认真的工作作风,掌握系统、规范的操作标准,培养良好的工作习惯及团队协作精神。培养良好的医德医风。培养学生用实事求是的科学态度观察、分析和解决问题的能力;用理论联系实践的方法学习后续课程。爱护仪器、设备。

【实训器材】

摄影用 X 线机 1 台;12.7 cm×17.7 cm(5 in×7 in)X 线胶片 2 张;12.7 cm×17.7 cm(5 in×7 in)暗盒 1 副;铅字标记 1 套;观片灯 1 架;铅防护用品 1 套或 CR 系统 1 套;20 cm×25 cm(8 in×10 in)影像板 1 块;激光打印机 1 台;激光胶片 1 张。

【实训步骤】

1. 瓦氏位摄影

(1)在暗室内将胶片装入暗盒(或选择影像板)。

(2)暗盒(影像板)置于摄影床上并加用滤线器,将标记好的铅字反贴于暗盒边缘。

(3)被检者俯卧于摄影床上,两手放于头旁。头部正中矢状线对准于床中线,正中矢状面垂直于床面,下颌骨置于暗盒下缘,听眦线与床面呈37°角(侧面观)。前鼻棘置于暗盒中心。

(4)移动 X 线管,将焦-片距置于 85 cm 外。

(5)中心线垂直于床面,通过前鼻棘射入暗盒中心。

(6)根据摄片因素选择曝光条件。

(7)复核摄影位置和曝光条件,在监视控制台曝光指示和被检者体位的情况下,嘱被检者吸气后屏气曝光。

2. 柯氏位摄影

(1)暗盒(影像板)置于摄影床上并加用滤线器,将标记好的铅字反贴于暗盒边缘。

(2)被检者俯卧于摄影床上,两手放于头旁。头部正中矢状线对准于床中线,正中矢状面垂直于床面,听眦线垂直于床面(侧面观)。鼻根置于暗盒中心。

(3)移动 X 线管,将焦-片距置于 85 cm 外。

(4)中心线向足端倾斜23°,通过鼻根照射。

(5)根据摄片因素选择曝光条件。

(6)复核摄影位置和曝光条件,在监视控制台曝光指示和被检者体位的情况下,嘱被检者吸气后屏气曝光。

3. 冲洗胶片

(1)采用暗室操作

1)显影流程　3~5 min,显影过程中应随时观察影像密度变化。

2)停显流程　在清水中漂洗。

3)定影流程　20~30 min(实训过程中可视情况缩短时间)。

4)水洗流程　20~30 min(实训过程中可视情况缩短时间)。

5)干燥

(2)采用 CR 系统

1) 在工作站采集模拟患者信息。

2) 将影像板插入影像阅读处理器,读取信息。

3) 将采集到的 X 线图像上传到后处理工作站进行图像后处理。

4) 连接激光打印机,将处理好的 X 线图像打印到激光胶片。

【实训记录】

摄影部位	焦点大小	管电压/kV	管电流/mA	曝光时间/s	焦-片距/cm	滤线栅

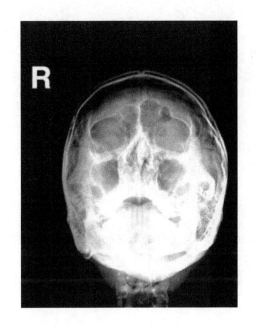 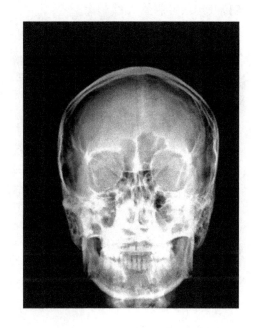

【实训讨论】

1. 观察瓦氏位 X 线片、柯氏位 X 线片,进行质量分析。

2. 比较柯氏位摄影与头颅后前位摄影方法的区别。

【思考与练习】

1. 临床鼻窦炎常见影像学表现有哪些?

2. 总结瓦氏位摄影与柯氏位摄影的用途。

任务二十　乳腺X线摄影

【实训目标】

熟练掌握钼靶X线机的使用;掌握乳腺X线摄影方法,并能冲洗出质量完好的X线片及进行质量分析;了解乳腺X线摄影的用途。

【知识目标】

熟练掌握乳腺影像解剖,学会看乳腺X线片,了解乳腺常见疾病影像学表现,能准确定位及辨认各腺体X线影像。

【能力目标】

熟练掌握钼靶X线机操作规程,熟练掌握乳腺X线摄影操作要点及曝光参数的选择;学会暗室显影、定影操作流程及数字化图像后处理技术。能结合临床说明上述体位X线片在临床的应用价值。

【素质目标】

养成严谨认真的工作作风,掌握系统、规范的操作标准,培养良好的工作习惯及团队协作精神。培养良好的医德医风。培养学生用实事求是的科学态度观察、分析和解决问题的能力;用理论联系实践的方法学习后续课程。爱护仪器、设备。

【实训器材】

摄影用钼靶X线机1台;20 cm×25 cm(8 in×10 in)乳腺X线胶片3张;20 cm×25 cm(8 in×10 in)乳腺暗盒1副;铅字标记1套;观片灯1架;铅防护用品1套或CR系统1套;影像板1块;激光打印机1台;激光胶片1张。

【实训步骤】

1.乳腺侧位摄影

(1)暗盒(影像板)置于摄影架上,将标记好的铅字反贴于暗盒边缘。

(2)机架置于水平方向,被检者立于X线机前,暗盒置于乳腺外侧,将被检侧乳腺紧贴暗盒,同时嘱患者挺腹,使乳腺下半部分能尽量暴露出来。然后调整压迫器,使乳腺呈侧位压扁状。

(3)调整X线管呈水平向,经乳腺内侧垂直暗盒射入胶片中心。

(4)根据乳腺各期生理、个体发育特点而定曝光条件。嘱患者屏气曝光。

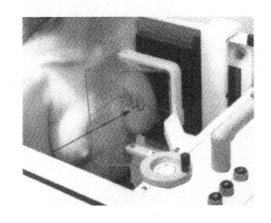 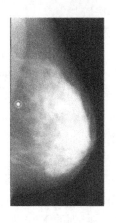

2. 乳腺侧斜位摄影

(1)暗盒(影像板)置于摄影架上,将标记好的铅字反贴于暗盒边缘。

(2)机架倾斜,被检者立于X线机前,被检侧上臂展开且抬高,使腋窝部充分暴露。将被检侧乳腺置于摄片架上,暗盒置于乳腺外侧,要求包括腋部乳腺组织、胸大肌;同时嘱患者挺腹,使乳腺下半部分能尽量暴露出来。然后调整压迫器,使乳腺呈侧斜位压扁状。

(3)调整X线管,使中心线经被检侧乳腺内上方向外下方垂直于暗盒射入。

(4)根据乳腺各期生理、个体发育特点而定曝光条件。嘱患者屏气曝光。

3. 乳腺轴位摄影

(1)暗盒(影像板)置于摄影架上,将标记好的铅字反贴于暗盒边缘。

(2)机架垂直,被检者立于摄影机前,被检侧乳腺置于摄片架上,暗盒置于乳腺下方,同时嘱患者挺腹,使乳腺下半部分能尽量暴露出来。调整压迫器,自上而下压迫乳腺,同时使乳头呈切线位。如将患者体位向对侧旋转10°~15°,腋尾腺体组织显示良好。

(3)调整X线管自上向下,经乳腺上方垂直于胶片射入。

(4)根据乳腺各期生理、个体发育特点而定曝光条件。嘱患者屏气曝光。

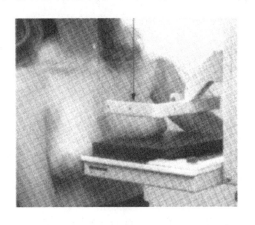 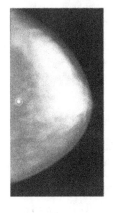

4.冲洗胶片

（1）采用暗室操作

1）显影流程　3～5 min，显影过程中应随时观察影像密度变化。

2）停显流程　在清水中漂洗。

3）定影流程　20～30 min（实训过程中可视情况缩短时间）。

4）水洗流程　20～30 min（实训过程中可视情况缩短时间）。

5）干燥

（2）采用 CR 系统

1）在工作站采集模拟患者信息。

2）将影像板插入影像阅读处理器，读取信息。

3）将采集到的 X 线图像上传到后处理工作站进行图像后处理。

4）连接激光打印机，将处理好的 X 线图像打印到激光胶片。

【实训记录】

摄影 部位	焦点 大小	管电压 /kV	管电流 /mA	曝光时间 /s	焦-片距 /cm	滤线栅

【实训讨论】

1.观察乳腺侧位、斜位、轴位 X 线片，进行质量分析。

2.软组织摄影和四肢骨关节摄影在曝光参数选择和图像质量上有何不同？

【思考与练习】

1.临床常见乳腺疾病有哪些？其影像学表现有哪些？

2.乳腺 X 线机为何用钼作为靶面？

任务二十一　　口腔曲面全景 X 线摄影

【实训目标】

掌握曲面全景 X 线机的操作方法；掌握口腔曲面全景 X 线摄影方法，并能冲洗出质量完好的 X 线片及进行质量分析；了解口腔曲面全景摄影的用途。

【知识目标】

熟练掌握口腔、颌面部影像解剖，掌握体层摄影基本原理，学会看口腔曲面全景 X 线片，能准确定位及辨认 X 线影像。

【能力目标】

熟练掌握曲面全景X线机操作规程,熟练掌握口腔曲面全景操作要点及曝光参数的选择;学会暗室显影、定影操作流程及数字化图像后处理技术。能结合临床说明上述体位X线片在临床的应用价值。

【素质目标】

养成严谨认真的工作作风,掌握系统、规范的操作标准,培养良好的工作习惯及团队协作精神。培养良好的医德医风。培养学生用实事求是的科学态度观察、分析和解决问题的能力;用理论联系实践的方法学习后续课程。爱护仪器、设备。

【实训器材】

摄影用口腔曲面全景X线机1台;12.7 cm×30 cm(5 in×12 in)X线胶片1张;12.7 cm×30 cm(5 in×12 in)暗盒1副;铅字标记1套;观片灯1架;铅防护用品1套或CR系统1套;曲面全景影像板1块;激光打印机1台;激光胶片1张。

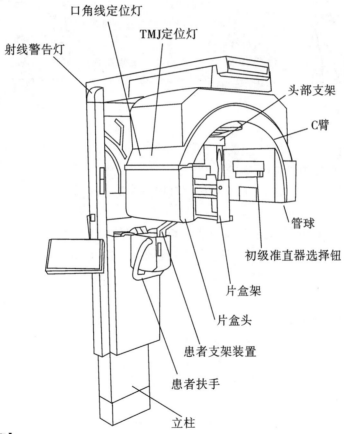

【实训步骤】

1.在暗室内将胶片装入暗盒(或选择曲面全景影像板)。

2.暗盒(影像板)置于暗盒架上,使其一端对准X线入射孔,将标记好的铅字反贴于暗盒边缘。

3. 被检者正坐于机架前, 双手紧握扶手, 头置于头架内, 下颌放在下颌托上, 轻咬住已消毒的咬合块。根据患者的身高调整机器的高度, 使其头与颈部保持一致, 颈部与下颌托架保持垂直。

4. 将 X 线管中心调整到与暗盒边缘、入射孔保持一致。

5. 利用镜子调整正中矢状面, 使其与机器的正中矢状面保持一致, 收紧固定器使头保持不动。

6. 根据摄片因素选择曝光条件。

7. 复核曝光条件, 在监视控制台曝光指示和被检者体位情况下曝光(90 kV, 12 ~ 24 s), 对儿童根据具体情况略减。

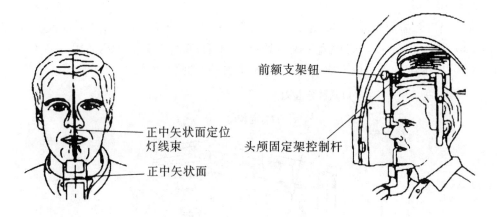

8. 冲洗胶片

(1)如采用暗室操作流程

1)显影流程 3 ~ 5 min, 显影过程中应随时观察影像密度变化。

2)停显流程 在清水中漂洗。

3)定影流程 20 ~ 30 min(实训过程中可视情况缩短时间)。

4)水洗流程 20 ~ 30 min(实训过程中可视情况缩短时间)。

5)干燥

(2)采用 CR 系统

1)在工作站采集模拟患者信息。

2)将影像板插入影像阅读处理器, 读取信息。

3)将采集到的 X 线图像上传到后处理工作站进行图像后处理。

4)连接激光打印机, 将处理好的 X 线图像打印到激光胶片。

【实训记录】

摄影部位	管电压/kV	管电流/mA	曝光时间/s

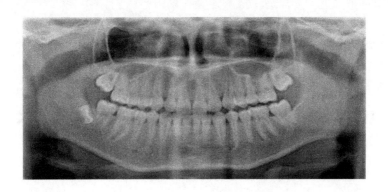

【实训讨论】

1. 观察口腔曲面全景 X 线片,进行质量分析。

2. 分析认识影像密度过高或过低时的差异,如何进行调整?

【思考与练习】

1. 结合临床及影像学表现分析图像密度分布不均的原因。

2. 牙齿放大、牙齿缩小、与邻近组织重叠等失真现象的原因是什么?

项目三 数字 X 线摄影检查技术

任务一 CR 摄影技术

【实训目标】

学会 CR 系统的操作程序和方法;掌握影像板使用注意事项和使用方法;熟悉 CR 后处理参数及意义;能进行基本图像后处理。

【知识目标】

掌握 CR 系统基本构成及影像板成像原理,掌握数字 X 线摄影与模拟 X 线摄影的不同点,掌握数字图像与模拟图像优点、缺点。

【能力目标】

掌握 CR 系统摄影操作流程及影像板使用方法、原则,掌握图像后处理基本技术。能熟练操作激光相机进行图像打印。

【素质目标】

养成严谨认真的工作作风,掌握系统、规范的操作标准,培养良好的工作习惯及团队协作精神。培养良好的医德医风。培养学生用实事求是的科学态度观察、分析和解决问题的能力;用理论联系实践的方法学习后续课程。爱护仪器、设备。

【实训原理】

1.CR 系统结构组成 CR 系统主要由 X 线机、影像板(IP)、影像读取系统、影像处理显示系统、影像存储系统组成。

(1)X 线机 常用 CR 的 X 线机与传统的 X 线机相同,不需要单独配置,利用原有普通 X 线机即可。另有无暗盒型读取装置的 CR 需特殊配置的 X 线机,较少应用。

(2)影像板(IP) 是记录图像的载体,代替传统的暗盒,可在任何 X 线机上使用,并且可以重复使用,一般可用万次以上。影像板装在专用的暗盒中。IP 的规格尺寸与常规胶片一致,一般有 35 cm×43 cm(14 in×17 in)、35 cm×35 cm(14 in×14 in)、25 cm×30 cm(10 in×12 in)和 20 cm×25 cm(8 in×10 in)四种规格。

(3)影像读取系统(主机) 将影像板感光后的潜影读取并转换为数字图像信息的装

置。它是 CR 系统的核心设备,分为点激光扫描和线激光扫描两种。

(4)影像处理工作站　用于显示读取装置获得的图像及系统处理后的图像,以及进行图像的排版编辑等。

(5)打印存储装置　用于打印、存储经系统处理后的数据。并可与 PACS、RIS、HIS 等系统连接。

2. CR 的成像原理

透过人体的 X 线照射影像板后,影像板的光激励发光物质将 X 线的能量以潜影的方式存储下来,完成影像信息的采集;影像读取系统用激光束扫描带有潜影的影像板,光激励发光物质物质被激励,释放其存储的能量,发出的荧光被集成器收集并送到光电倍增管,由光电倍增管将其放大并转换成电信号,经模/数转换器转换成数字信号,完成影像信息的读取与数字化;数字信息被送入计算机和数字图像处理系统,经处理后,形成最终的 CR 影像被显示和存储。

计算机可以在显示器上调阅患者图像,并可对图像进行窗宽、窗位调整,图像放大、缩小、移动、左右上下翻转、正负像转换等处理,在一张胶片上进行不同格式的编排,以及图像的测量、标志等。另外,通过网络设备,可使用不同的激光相机分别打印胶片。

CR 图像在密度、对比度、清晰度、解像力等方面优于传统 X 线摄影。具备图像的后处理功能,使普通 X 线摄影实现了数字化,有利于 PACS、RIS、HIS 的建设。

3. 影像板使用规程

(1)平时禁止打开暗盒。

(2)摄片时暗盒正面要面向球管,忌反置。

(3)曝光或未曝光的影像板不应暴露在 X 线机房内,以免多次重复曝光或受到散射线的影响,切实做好影像板摄影前、摄影后和未读前的屏蔽工作。

(4)为了防止影像板变形影响图像质量,平时放置时应直立竖放,横放叠压时最多不宜超过 4 块。

(5)尽可能平均使用各块影像板,勿反复使用同一块影像板。

(6)影像板勿在阳光直射环境下使用,注意保持环境及影像板洁净,影像板暗盒表面应经常擦拭,若有污染,应及时用脱脂酒精棉擦洗干净。

(7)如遇血、水、污物、石膏等,可将专门制作的薄塑料袋套在影像板上进行摄影。

(8)影像板使用很频繁,使用过程中应轻拿轻放,避免碰撞和震动,以免损坏,若影像板外壳变形,CR 扫描机则难以开盒处理。

(9)只能一块一块地对影像板进行图像扫描,决不允许前一块影像板还没扫描完,又继续往扫描仪插入孔内强送下一块影像板,否则很容易损坏扫描仪。

(10)影像板每天必须入机清除(强光清洗)1 次,消除残留影像噪声。

(11)选用大小合适的影像板、照射野、体位以便于剪切图像。

(12)选择适宜的曝光条件,尽管 CR 系统有较强大的后处理功能且宽容度大,但曝光条件超出一定范围,也会造成伪影增多或曝光过度等现象而必须重照。

(13)使用影像板时,体位的摆放与普通摄片相同。严格按照常规摄影规程执行。

(14)在扫描影像板时,必须选择相应的部位和体位,否则图像出来后会有较大的差异。例如胸部选择 Chest,后前位选择 PA 等。

(15)每位患者的个人资料输入必须准确,影像板只能辨识本身 IP 号所对应的信息,一旦出现输入错误,将会造成患者照片后却找不到影像的结果。严重时会造成误诊或漏诊。

(16)照完后一定要在该患者申请单上注明相应的暗盒编号,以免在扫描时出错。

(17)在工作忙时,请不要忘记及时取出影像板。因扫描仪内机器运转及灯光照射可产生较大热量,影像板经长时间照射后易卷曲,这是造成卡片的主要原因。

【实训器材】

X 线机;CR 系统;影像板;激光打印机;激光胶片;观片灯。

【实训步骤】

实训前首先介绍讲解 X 线机、CR 系统、照片打印机等设备的结构。

1. 设备使用前的准备

(1)检查环境 温度应在 10 ~ 30 ℃;相对湿度 30% ~ 75% 。

(2)检查并开启总电源 检查电压、频率稳定性。

2. CR 摄影操作步骤

(1)开机 开启 X 线机、监视器(计算机),最后开 CR 扫描主机、照片打印机,各机器自检、预热正常后方可工作。

(2)接诊患者(实训可用摄影模拟人或志愿者替代)。阅读并认真核对患者检查申请单(可虚拟病情),包括姓名、性别、年龄、编号、科别、主诉、检查部位、检查目的等。

(3)根据部位选择合适规格的影像板,检查影像板外盒无变形破损后,方可进行 X 线摄影。

(4)按照常规 X 线摄影要求摄片。除去患者所带异物,合理摆放患者体位,影像板正面朝向球管,放于合适位置(放置位置同普通 X 线暗盒),调整 X 线机器状态(如焦片距、中心线、遮光器、滤线栅等),根据拍摄部位设置摄影条件,检查防护条件,并正确曝光。

(5)在 CR 影像读取系统计算机中录入被检者的基本信息:如姓名、性别、年龄、检查号、送诊医生、科室、选择的设备等。

(6)进入部位选择界面。如头部、颈、胸、乳腺、腹、骨盆、上肢、下肢等,点击被检体位所对应部位按钮,然后点击"OK"键,返回原界面。

(7)用条码扫描器对暗盒的条码窗口进行扫描。将扫描后的暗盒插入扫描主机,读取已记录的影像信息。

(8)通过计算机对已获取的图像进行后处理(包括左标记、右标记,窗宽、窗位、对比度、亮度、锐利度,图像的放大、缩小、翻转等)。根据需要对处理后的图像进行裁切,并进行单幅或多幅排版显示。

(9)确认存储、传输或打印。

(10)打印照片。

(11)退到主界面。

(12)操作完毕后关机。先关 CR 扫描主机,后关计算机、打印机、X 线机。

3. 实训所拍照片与同部位普通 X 线片对比。

【注意事项】

1. 机器警告　机器电器如果出现问题,通常会有警告和报警提示,如遇此情况,应查明原因并回复正常后方能使用。

2. 紧急断电　设备运行过程中,如发生故障或其他情况,应立即切断电源开关。应该强调的是,在易爆气体的环境中,严禁使用数字化 X 线设备。

3. 故障记录与维修　出现故障时必须详细记录并通知工程师及时维修。不能擅自修改程序或拆卸机器。只有经过培训的维修技术人员才可实施检修工作。

4. 避免碰撞　无论被检者还是检查者,都不要在机器活动范围内停留,更不要放置其他物品,以免发生碰撞或危险。

5. X 线防护　曝光前,要确认已经采用了所有必要的放射防护措施。

6. 机器保养　注意设备的日常维护保养、周期性维护保养及校准。

【实训记录】

记录实训过程,包括操作步骤、机器设备型号、摄影条件设置等内容,比较数字图像与模拟图像的优点、缺点,书写实训报告。

【实训讨论】

1. CR 摄影和模拟 X 线摄影有何异同?

2. 影像板内光激励发光物质物质的工作原理是什么?

【思考与练习】

1. X 线照射影像板后存留的是哪种信息?

2. CR 摄影数字信号在哪一环节形成?

任务二　DR 摄影技术

【实训目标】

学会 DR 系统操作程序和方法;掌握平板探测器(FPD)的使用注意事项和使用方法;熟悉 DR 后处理参数及意义;能进行基本图像后处理及图像打印。

【知识目标】

熟悉 DR 系统的基本构成,掌握平板探测器的基本结构与成像原理,掌握 DR 数字 X 线摄影在临床应用的优点,掌握数字图像与模拟图像的优点、缺点。

【能力目标】

掌握 DR 系统摄影操作流程及平板探测器的使用原则、使用方法,掌握图像后处理基本技术。能熟练操作激光相机进行图像打印。

【素质目标】

养成严谨认真的工作作风,掌握系统、规范的操作标准,培养良好的工作习惯及团队协作精神。培养良好的医德医风。培养学生用实事求是的科学态度观察、分析和解决问题的能力;用理论联系实践的方法学习后续课程。爱护仪器、设备。

【实训原理】

DR 系统是指直接数字化 X 线摄影系统。DR 系统由 DR 摄影机、图像处理系统、影像工作站等部分组成。系统中 X 线发生部分与普通 X 线机相同,不同的部分是平板探测器替代了传统胶片暗盒。探测器有将 X 线直接转换成数字信号的非晶态硒型平板探测器,也有先经闪烁发光晶体转换成可见光,再转换为数字信号的非晶态硅型平板探测器。习惯上非晶态硒型平板探测器称为直接型 X 线平板探测器,非晶态硅型平板探测器称为间接型 X 线平板探测器。

DR 成像原理是透过被照射物体后的 X 线信息转化为数字信息,经平板探测器采集后传入计算机,经计算机处理后恢复成可见的数字 X 线图像。数字 X 线图像具有良好的可处理特性,方便了图像的处理、传输、保存、打印等。

由于平板探测器敏感度较高、X 线转化率高,故相比于传统胶片法照相所需 X 线的剂量要低得多,明显缩短了曝光时间,减少了曝光辐射量。再通过计算机数字化图像处理技术就能很快得到高清晰的图像。所以,DR 摄影具有辐射量小、成像快、便于图像处理,且图像质量优异的特点。

但是 DR 摄影系统结构复杂,精密集成高,不便随意移动,很难取代现有的床边模拟摄影或 CR 摄影;而且成本费用高昂,一定时期内,DR 将与 CR 共存,各自发挥特长。但随着电子及机械技术的发展,DR 必将逐步取代 CR。

【实训器材】

DR 摄影机;PACS 工作站;激光打印机;激光胶片;观片灯等。

【实训步骤】

实训前首先介绍认识 DR 系统、照片打印机等设备的结构。了解 DR 系统的使用程序。

1.设备使用前的准备

(1)环境的温度应在 10 ~ 30 ℃;相对湿度30% ~75%。

(2)检查并开启总电源:检查电压、频率稳定性。

2.开机操作

(1)按顺序接通配电柜、X 线机控制器、电脑主机电源。

(2)开启技术工作站,开启胶片打印机。

(3)各系统自检预热正常后才能开始工作。

3.登录 DR 系统

(1)按系统要求,在规定位置输入用户信息、有效密码并确定。

(2)检查主机的功能状态及磁盘空间(必要时清理)。

(3)检查相关连入设备(图像处理工作站等)的性能、状态。

4.接诊患者(实训可用摄影模拟人或志愿者替代)

(1)阅读并认真核对患者检查申请单(实训可虚拟病情及申请单),包括姓名、性别、年龄、编号、科别、主诉、检查部位、检查目的等。

(2)手工输入患者的基本信息,或从院内信息系统(PACS)中调取患者信息,认真核对并确认。

(3)确定摄影部位、体位,在操作界面上选择摄影部位、体位,并点击确认。

5.拍摄检查

(1)让患者进入摄影室内,并核对申请单和被检者摄影信息。

(2)嘱患者除去可影响照射部位成像质量的体外衣(异)物。

(3)按摄影要求正确摆放患者体位。

(4)调准射线中心线、照射野。

(5)操作者退出摄影室,关闭防护门。

(6)核对摄影条件,正确曝光。

(7)观察图像满意后患者方可离开。

6.图像处理

(1)对图像进行左标记、右标记、窗宽、窗位、对比度、亮度、锐利度、放大、缩小、翻转等后处理。根据需要对处理后的图像进行裁切,并进行单幅或多幅排版显示。

(2)及时向 PACS 传送具有临床意义的序列影像资料,签字确认,必要时打印照片。

7.关机　结束所有患者的检查后将机器复位至初始状态,并按开机反顺序关闭设备。最后关闭总电源并填写设备使用日志。

【注意事项】

1.机器警告　机器电器如果出现问题,通常会有警告和报警提示,如遇此情况,应查明原因并恢复正常后方能使用。

2.紧急断电　设备运行过程中,如发生故障或其他情况,应立即切断电源开关。应该强调的是,在易爆气体的环境中,严禁使用数字化 X 线设备。

3.故障记录与维修　出现故障后必须详细记录并通知工程师及时维修。不能擅自修改程序或拆卸机器。只有经过培训的维修技术人员才可实施检修工作。

4.避免碰撞　无论被检者还是检查者,都不要在机器活动范围内停留,更不要放置其他物品,以免发生碰撞或危险。

5.X 线防护　曝光前,要确认已经采用了所有必要的放射防护措施。

6.机器保养　注意设备的日常维护保养、周期性维护保养及校准。

【实训记录】

记录实训过程,包括操作步骤、机器设备型号。比较数字图像与模拟图像的优点、缺点,书写实训报告。

【实训讨论】

1.简述 DR 摄影的基本步骤,与模拟 X 线摄影相比有何不同?

2.非晶态硒型平板探测器与非晶态硅型平板探测器相比较有何优点、缺点?

【思考与练习】

1. DR 相比于 CR 的优点有哪些？
2. 平板探测器可用于数字减影血管造影的根本原因是什么？

项目四 造影检查技术

任务一 静脉尿路造影检查技术

【实训目标】

通过本次实训,掌握静脉尿路造影的基本原理,掌握造影检查适应证和禁忌证,能熟练进行静脉尿路造影操作。了解造影剂过敏试验的方法及判断标准。

【知识目标】

掌握造影检查的基本原理,掌握泌尿系统影像解剖,熟悉泌尿系统常见疾病影像学表现,掌握静脉尿路造影检查的适应证、禁忌证。掌握造影剂的使用原则及注意事项。

【能力目标】

掌握静脉尿路造影检查的操作规程及注意事项,能熟练进行造影操作,并能对造影过程中的肾区图像变化及曝光时间进行初步判断。

【素质目标】

培养严谨认真的工作作风,掌握系统、规范的操作标准,培养良好的工作习惯及团队协作精神。培养良好的医德医风。培养学生用实事求是的科学态度观察、分析和解决问题的能力;用理论联系实践的方法学习后续课程。爱护仪器、设备。

【实训原理】

静脉尿路造影(IVP)是通过静脉注射造影剂,经血液循环,由肾脏排泄至尿路而使整个泌尿系统(包括肾、输尿管和膀胱)显影而达到诊断目的的一种检查方法。

静脉尿路造影可以显示整个泌尿系统的形态和功能,适合于:①泌尿系统结石、结核、肿瘤、囊肿、先天性畸形和慢性炎症;②原因不明的血尿及脓尿;③尿路损伤的诊断;④观察双肾功能;⑤腹膜后肿瘤的鉴别诊断等。禁忌证:①碘造影剂过敏;②严重的心功能不全、肝功能不全、肾功能不全及其他严重的全身性疾病。

造影剂常用泛影葡胺,成人用60%或76%泛影葡胺20～40 mL,儿童0.5～1.0 mL/kg体重计算用量,6岁以上儿童可用成人量。造影剂在使用前要进行过敏试验,即使过敏试验阴性,在使用造影剂过程中仍有可能发生过敏反应。如有过敏反应发生,应立即停止注射造影剂,并停止造影,按过敏反应处理。

造影前要服用缓泻剂,必要时可进行肠道清洁。

【实训器材】

X 线机;X 线片(影像板);实验动物;造影剂;注射器;压迫器;充气腹带。

【实训步骤】

1. 接诊患者

(1)认真阅读造影申请单,明确检查目的。

(2)了解患者有无心功能、肝功能、肾功能严重损伤,有无造影剂过敏。

2. 预约检查时间,交代检查前准备事项

(1)检查前一天晚餐进半流饮食,晚餐后服轻泻剂(50% 硫酸镁 30 mL),并多饮水。造影前 6 h 禁食、禁水。

(2)检查前日安排碘过敏试验。(静脉注射相同的造影剂 1 mL,20 min 后观察反应并记录。)

3. 摄影前准备

(1)认真核对检查申请单,核对检查目的及摄影部位。

(2)检查各设备情况,根据检查部位选择适宜尺寸的胶片或影像板(常用 10 in× 12 in)。

(3)造影前排尿,使膀胱空虚。

(4)清除患者检查部位可能造成伪影的物品等。

4. 造影操作

(1)体位摆放。被检者仰卧于检查床正中,双下肢伸直,两臂置于体侧。正中矢状面垂直台面并与暗盒长轴中线重合。

(2)设置摄影条件(使用滤线器,摄影距离为 100 cm)。

(3)造影前拍全尿路平片。照射野上缘平胸骨剑突,下缘超过耻骨联合下缘。

(4)两个压迫器呈倒"八"字形置于脐两旁,相当于输尿管入骨盆处,用连有血压计的气袋覆盖其上,然后束紧压迫带,压阻两侧输尿管通路,使气袋充气,加压至 10.64 ~ 13.30 kPa(80 ~ 100 mmHg)。一般以能压迫输尿管使造影剂停留于肾盂、肾盏内为度。(腹部不宜加压时,可放低被检者头部,骨盆抬高 10° ~ 15°,并加大造影剂用量)。

(5)经肘部静脉快速注入造影剂(如 76% 复方泛影葡胺)20 mL。

(6)注射完毕后,7 min 时摄第 1 张肾区片,15 min 时摄第 2 张片,30 min 时摄第 3 张片。

(7)肾盂、肾盏显影良好时,解除腹部压迫,立即摄取全泌尿系统造影片。

(8)若肾盂、肾盏显影不好,可适当延长时间曝光。

5. 造影后处理 处理造影照片或图像,对图像进行编号、标记后上传或打印照片。

【实训记录】

记录实训过程,包括操作步骤、机器设备型号。比较各肾区图像造影剂充盈效果,书写实训报告。

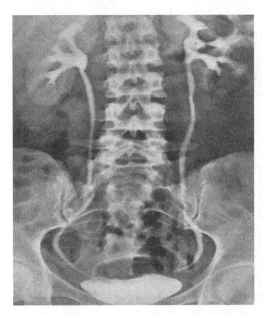
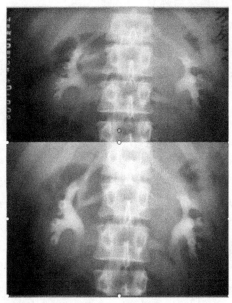

【实训讨论】

1.观察静脉尿路造影各X线图像,对图像质量及泌尿系统显影效果进行分析。

2.静脉尿路造影如何进行功能性诊断?

【思考与练习】

1.静脉尿路造影的适应证和禁忌证分别有哪些?

2.泌尿系统造影检查临床还有哪几种技术? 其各自适应证和禁忌证有哪些?

任务二　上消化道造影检查技术

【实训目标】

通过本次实训,掌握胃肠X线机的操作技术,学会上消化道钡餐造影的操作方法,掌握上消化道钡餐造影检查的适应证和禁忌证。

【知识目标】

掌握上消化道造影检查的基本原理,掌握上消化道影像解剖,熟悉上消化道常见疾病的影像学表现,掌握上消化道造影检查的适应证、禁忌证。

【能力目标】

掌握上消化道钡餐造影检查的操作规程及注意事项,能熟练进行钡餐操作,并能对造影过程中消化道正常影像及异常影像变化进行初步判断。

【素质目标】

培养严谨认真的工作作风,掌握系统、规范的操作标准,培养良好的工作习惯及团队协作精神。培养良好的医德医风。培养学生用实事求是的科学态度观察、分析和解决问题的能力;用理论联系实践的方法学习后续课程。爱护仪器、设备。

【实训原理】

上消化道造影包括食管、胃、十二指肠和部分小肠及咽腔造影。通常采用口服硫酸钡后通过 X 线透视或摄片观察食管、胃、十二指肠的形态、轮廓、运动变化及黏膜的情况,并用不同的体位和角度,辅以按压、抚摸等手法,是一种常用的上消化道造影技术。

上消化道造影适应证非常广泛,主要用于上消化道疾病的诊断,如:①消化不良、上腹部不适等症状;②体重下降;③上腹部包块;④上消化道出血。上消化道造影禁忌证主要有:①完全性消化道梗阻;②消化道出血急性期;③消化道穿孔;④患者体质差、难以耐受检查等。

上消化道钡剂造影分为单对比造影和气钡双重造影,在实际工作中也可再分为食管造影和胃造影、十二指肠造影;本实训以单对比全上消化道检查为例进行安排。

在接诊患者时,要仔细询问患者情况,确定有无禁忌证,并预估病变部位,以便重点仔细检查。

【实训器材】

X 线透视机设备(CR、DR 均可);医用硫酸钡造影剂。

【实训步骤】

1. 接诊患者

(1)认真阅读造影申请单,明确检查目的。

(2)了解患者有无造影禁忌证。

(3)预约检查时间,嘱患者检查前一天晚餐后开始禁食、禁水;第 2 天空腹检查。

2. 检查前准备

(1)认真核对检查申请单,核对检查目的及摄影部位。

(2)清除患者检查部位可能造成伪影的物品等。

(3)备好造影剂及辅助药物　根据病情需要,正确配制造影剂:常用硫酸钡制剂(俗称钡餐),食管造影钡剂浓度200%左右(即每200 g 钡粉加水 100 mL)准备约 30 mL(60 g 钡粉加水 30 mL)。胃造影、十二指肠造影:钡剂浓度 160% ~200%,准备约 200 mL。

(4)检查造影设备情况。

3. 造影操作

(1)正确设置透视、拍片条件。

(2)先进行胸腹部的透视。了解心肺有无病变,有无转移瘤、肺癌等疾病。腹透检查是否存在高密度影,是否有梗阻或穿孔等禁忌证。

(3)食管造影检查　①嘱患者站立在检查床前,口含造影剂,站立呈右前斜位(食管位于脊柱前);②透视下嘱其咽下造影剂,自上而下进行跟踪观察食管逐段充盈扩张、收缩排空(黏膜像)及静止弛张状态情况,并观察贲门口开放像,直至造影剂经贲门口入胃;

③左前斜位(必要时加正位)站立并吞咽造影剂进行观察;④检查过程中发现异常时可及时点片。

(4)胃造影、十二指肠造影检查 ①嘱患者服下造影剂,并躺靠在检查床上,缓慢放平检查床。②嘱患者在床上从右到左(逆时针)转1~2周(要求速度快),使钡剂尽量均匀涂布于胃黏膜。③卧位取左前斜位,使胃内钡液尽量流向胃底内,仔细观察胃体、幽门及胃窦部。④嘱患者向右侧旋转,取右侧卧位,同时将检查床头侧升高10°~30°,使胃内钡液流出,观察胃底、胃窦形态。⑤将患者置于俯卧左后斜位(为了使胃腔充盈饱满,可再加服浓度160%~200%的普通型硫酸钡混悬液100~400 mL),观察胃和十二指肠的位置、形态。⑥将检查床由卧式改为立式,观察钡充盈状态下的胃切迹形态。⑦在上述各体位检查中,尤其是在充盈时,根据需要利用压迫器适当压迫检查部位,以便推开造影剂对病变部位观察黏膜像。⑧检查时,根据需要点片。

4.造影后处理 处理造影照片或图像,对照片进行冲洗登记、入档。对图像进行标记、编号后上传或打印照片。

【实训记录】

记录实训过程,包括操作步骤、机器设备型号,书写实训报告。

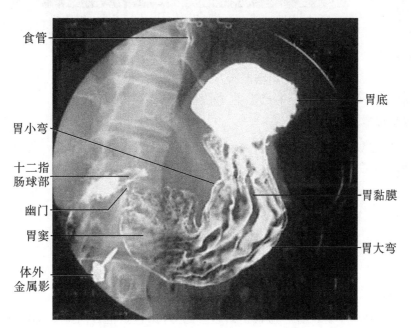

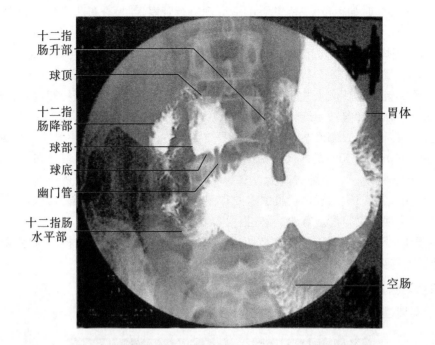

十二指肠升部
球顶
十二指肠降部
球部
球底
幽门管
十二指肠水平部
胃体
空肠

【实训讨论】

1. 食管造影和胃造影、十二指肠造影所用钡剂浓度不同,目的是什么?
2. 上消化道钡餐造影检查中充盈像、黏膜像有何不同用途?

【思考与练习】

1. 上消化道钡餐造影检查术前要做哪些准备工作?
2. 上消化道钡餐造影检查的禁忌证、适应证有哪些?

任务三 心脏大血管造影

【实训目标】

通过观看视频,了解现有心血管造影检查的方法,包括检查前准备、检查后处理,了解数字减影血管造影设备的组成、使用规程等。

【知识目标】

初步了解数字减影血管造影设备的构成及介入原理,了解介入操作常用器材及药物,掌握心脏大血管影像解剖,熟悉心脏大血管常见疾病造影影像表现,掌握心血管造影检查的适应证、禁忌证。

【能力目标】

了解心血管介入检查的操作规程及注意事项,熟悉临床操作环境。

【素质目标】

培养严谨认真的工作作风,掌握系统、规范的操作标准,培养良好的工作习惯及团队协作精神。培养良好的医德医风。培养学生用实事求是的科学态度观察、分析和解决问题的能力;用理论联系实践的方法学习后续课程。爱护仪器、设备。

【实训原理】

心血管造影是将造影剂经导管快速注入心脏大血管腔,观察其内部解剖结构、运动状态及血流情况的影像学检查方法。主要包括左心室造影、右心室造影、主动脉造影、肺动脉造影、冠状动脉造影等。通过造影检查,可以明确病变部位、确定病变程度,以便明确疾病诊断,制定治疗方案、评估手术指征等。

在心血管造影同时,还可根据需要进行放置支架、扩张狭窄瓣膜、封堵缺损孔道,射频消融病灶、安放起搏电极等手术,减少了开胸的心脏手术。所以,心血管造影是临床医疗非常重要的检查项目。特别是冠状动脉造影检查,被称为目前诊断冠状动脉粥样硬化性心脏病的"金标准"。

1. 心血管造影设备

(1)造影用 X 线机 心血管造影用的 X 线机需要较高影像清晰度和快速连续摄影,因此,球管功率在 50 kW 以上,容量在 50 mA 以上,并要求较大的热容量。荧光影像增强装置配合电视摄像系统,可在整个造影过程中对造影剂在心脏、血管内的流动情况及心脏大血管各部结构进行连续动态观察,在观察过程中也可进行录像、回放、定格等操作,有利于造影诊断的进行。随着技术发展,目前心血管造影大都应用数字减影血管造影。数字减影血管造影与常规造影相比,可显著降低造影剂浓度和剂量,造影图像没有周围组织的遮挡,显示效果较好,而且细小血管显示也更清晰。

(2)穿刺器械 心血管造影需要专用的器械,包括高压注射泵、注射器、各型号的穿刺针、鞘管、导丝、导管、球囊扩张导管、同轴导管等。

(3)造影剂 以非离子型造影剂为主。剂量为成人每次 50~60 mL,总剂量不超过 200 mL;小儿每次 1.0~1.5 mL/kg,总剂量不得超过 4 mL/kg。

(4)监护和抢救设备 心电监护生理记录仪及血压饱和检测仪、除颤器、吸痰器、气管切开包、氧气、急救药箱等。

2. 适应证 心血管造影适应证比较广泛,包括:①先天性心血管疾病,为明确诊断或了解血流动力学变化及程度,为手术适应证的选择提供依据。②胸腹主动脉,腔静脉及四肢血管疾病,如先天性主动脉缩窄、大动脉炎等。③心血管疾病介入治疗前后检查。④危重心血管疾病患者血流动力学监测。

3. 禁忌证 ①碘过敏(造影剂过敏)。②急性或慢性肾功能不全、肝功能不全。③严重心力衰竭,顽固性室性心律失常。④全身感染,体温增高。⑤严重的出血倾向。

4. 术前准备 ①明确造影手术指征。②详细询问病史及体检。常规化验检查,包括血常规、凝血机制等。③心脏 X 线平片、心电图和超声心动图检查。④了解穿刺部位血管、皮肤情况。⑤碘(造影剂)过敏试验。⑥麻醉药过敏试验。⑦预约手术时间。⑧造影前禁饮食 4~6 h。

5. 操作步骤　以经桡动脉途径冠状动脉造影为例。

(1)检查环境情况。数字减影血管造影机房主要用于开展介入手术和介入性血管造影等,这些诊疗技术属于有创手术,应按医院手术室的要求执行。手术前应核对环境是否达到无菌条件(该工作通常由巡回护士执行)。

(2)检查穿刺用品准备情况。包括穿刺包、无菌手术包、造影剂、高压注射泵、抢救设备等(该工作通常由巡回护士执行)。

(3)设备准备。①检查设备电源等情况。②按照设备系统要求依次开机。一般先开计算机主机,再开 X 线控制柜,再启动 X 线机;等待各系统自检、预热并提示开机完毕后方可工作。

(4)根据检查项目,预调设备参数。将显示器、造影检查床等调整到适当位置。

(5)输入患者信息,包括姓名、性别、年龄、编号等。

(6)接诊患者,核对患者姓名、准备情况等。

(7)摆放患者体位(仰卧位)并固定穿刺手臂。

(8)穿刺部位常规消毒、铺巾。

(9)穿刺。目前通用的动脉、静脉导管插入方法为导丝套管动静脉插管穿刺技术,称为 Sedinger 技术。心血管造影常选用的血管有股动脉、股静脉、桡动脉、肱静脉、肘正中静脉、锁骨下静脉、颈静脉等。

桡动脉穿刺常选桡骨茎突向上 1~2 cm(桡动脉搏动最强),走行最直处为穿刺点。穿刺点局麻后,持动脉穿刺针以 30°~60°角斜行刺向桡动脉搏动最强点,喷血后穿入导丝,导丝进入血管后退出穿刺针。然后将扩张套管套在导丝上,顺导丝将扩张导管穿入血管,再将导丝和扩张套管一并退出,外鞘管留于桡动脉内。沿外鞘管插入造影导管,透视下在泥鳅导丝引导下经桡动脉→肱动脉→腋动脉→锁骨下动脉逆行将导管送至升主动脉后退出导丝,注入少量造影剂充盈导管,轻推导管使其尖端位于主动脉窦上方 2 cm 处。

左冠状动脉造影:正位下见导管尖端向外侧轻轻窜动,提示尖端已进入左冠状动脉口部,轻推少量造影剂"冒烟"确定导管尖端位置,并显影左主干及其分支。心电图及血压均正常,可固定导管,迅速调好造影体位,用力加压推注造影剂并记录影像;开始 1~2 s 不推注造影剂,以便观察钙化及冠脉内支架的位置,直至造影剂完全排空后停止,以观察血流速度、有无造影剂滞留等。

右冠状动脉造影:左前斜位 45°送导管。导管送至主动脉窦时,缓慢顺时针旋转导管,使其尖端转向正前方(即主动脉左前方),导管尖端向外侧轻轻窜动提示尖端已进入右冠状动脉口部。其余过程同左冠状动脉造影。

(10)造影完毕后退出导管及管鞘。

(11)按压穿刺点,并加压包扎。

6. 术后常规处理

(1)造影术后卧床 12 h。

(2)应用抗菌药预防感染。

(3)术后 1 d 复查心电图。

7.影像技术人员负责造影参数的设定和图像的摄取、记录、保存、上传等。

【实训器材】

多媒体电教设备;心脏大血管造影视频。

【实训步骤】

1.实训前安排复习内容　心脏大血管影像解剖,心血管介入检查原理。

2.观看视频前提出问题

(1)心脏大血管造影使用的设备、器材有哪些?

(2)心脏大血管造影的基本过程是什么?

3.观看视频

【实训记录】

观看心脏大血管造影视频完毕后,记录所见操作过程,包括操作步骤、机器设备型号、摄影条件设置、注意事项等内容。书写实训报告。

【实训讨论】

1.心脏大血管造影成像方式与普通X线成像相比有何优势?

2.在使用造影剂时应注意哪些事项?

【思考与练习】

1.评价数字减影血管造影心血管造影检查的特点及临床意义。

2.比较数字减影血管造影心血管造影影像与多层螺旋CT重建心血管影像的优点、缺点。

项目五　图像后处理技术

任务一　暗室基本操作及安全灯的测试

【实训目标】

熟悉暗室工作环境,学会正确使用暗盒、正确装卸胶片的方法,学会胶片的显影、定影操作;通过安全灯测试实验养成熟练、快速的操作习惯,以避免 X 线片在红光下长时间暴露,为后续的实训课奠定良好的基础。

【知识目标】

熟悉标准暗室布局,掌握暗室常用器材(暗盒、胶片、洗片架)的规格,掌握暗盒、胶片的保存方法,掌握安全灯测试原理,明确安全灯的安全性对图像质量的影响。

【能力目标】

掌握暗室基本的操作规程,掌握常用器材的使用方法,掌握安全灯测试方法,熟悉显影、定影操作流程。

【素质目标】

养成严谨认真的工作作风,掌握系统、规范的操作标准,培养良好的工作习惯及团队协作精神。培养学生用实事求是的科学态度观察、分析和解决问题的能力;用理论联系实践的方法学习后续课程。爱护仪器、设备。

【实训原理】

1. 胶片装卸暗盒的方法

(1)打开一个和所用胶片尺寸大小相同的暗盒,暗盒背面在左侧,暗盒正面在右侧。检查暗盒内是否装有胶片或者纸张等。

(2)从铅箱内取出一张胶片,右手捏住胶片的角或边缘部分。将胶片前端先放在暗盒前部,然后向前推胶片,使其前端抵达暗盒的前缘。最后将手捏的部分放下,用手指轻轻活动一下胶片,使它位于暗盒的中心。

(3)关闭暗盒。关闭时先下压背面,然后将栓推入卡口内锁住暗盒,有的暗盒直接下压背面就可锁住暗盒。在将装有胶片的暗盒拿出暗室之前,应先检查暗盒是否关闭严密,如果暗盒关闭不严密,松动区域的胶片就会曝光。

2. 胶片的片架固定

(1)胶片片架的 4 个角内各有一个夹片用的金属夹,夹的中心有一个针状突起。其作用是防止胶片从片夹内滑脱。

(2)将胶片装入片夹的顺序是先将胶片的两个角夹在下面的两个夹子内,再将胶片的另外两个角夹在上面的两个夹子内。胶片的 4 个角被固定后在冲洗时活动片架,胶片不会在液体中漂动,从而避免与其他胶片黏合在一起,也不会划伤其他胶片。

(3)夹片时先用右手用力捏片夹的柄端,使片夹的两个叶片张开,再用左手将胶片的一角送入两个叶片张开的口中,片夹与胶片边缘留有一定的距离。用手用力捏片夹,这时会听到"啪"的一声,这就证明片夹的针状突起已穿透胶片,胶片被夹持牢固。

(4)胶片的 4 个角被夹持在片架的四个夹子内后,右手持片架的柄抖动一下片架,检查胶片是否已固定牢固。

3. 胶片的裁切方法

(1)将裁片刀放在安全灯正下方操作台的合适位置,检查裁片刀是否放置稳定。

(2)由于在暗室不易看清裁片刀板面的刻度,故应先在裁片刀板面的刻度线上贴上标志物,以便与胶片对齐;然后按照尺寸要求,将胶片放在裁片刀板面上,胶片的一端伸出刀外。

(3)右手持刀柄向内侧用力下压刀柄将胶片的一部分切下来。

4. 安全灯及测试

(1)安全灯指在一定距离、一定时间内照射感光材料不致使其感光的光源,该光源为 10~15 W 的乳白色白炽灯泡,置于暗室灯箱内,其照射区安装滤光片,灯光光谱透过区域的波长在所用感光材料敏感光波长之外。安全灯用于胶片冲洗过程中的照明。

(2)为了保证安全,对新购置的安全灯应进行测试,对长期使用的安全灯也应进行定期测试。测试方法为:在工作位置放置胶片,上盖黑纸,打开安全灯,每隔数分钟移动一下黑纸,使胶片不同部位在安全灯下经受不同时间的曝光,然后进行标准显影处理,将曝光部分与未曝光部分比较,以黑度不明显增大为安全,据此可确定安全灯的性能以及允许的工作时间和工作距离。

(3)数据处理。把未曝光部分胶片上测得的密度称为基础密度。一定时间曝光产生的密度值与基础密度值的差值,作为安全灯照明产生的灰雾度,将所测的密度值作为纵坐标,相对应的曝光时间作为横坐标,绘制坐标图。图上使照片密度不发生变化的最大照射时间为安全度,该时间应大于常规操作中胶片在安全灯下曝光的时间。一般直接摄影用 X 线胶片所用暗室安全灯的安全照明时间为 10 min,间接摄影用 X 线胶片所用暗室安全灯的照明时间为 8 min。暗室安全灯曝光时间和灰雾度关系如下图所示。

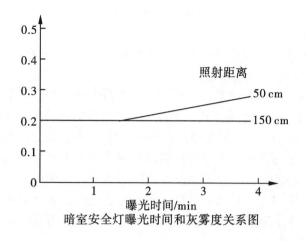

暗室安全灯曝光时间和灰雾度关系图

【实训器材】

暗盒;洗片架;胶片暗盒厨;裁片刀;显影桶、定影桶;洗片池;红灯;传片箱、暗室灯(10~15 W 白炽灯);红滤光片、绿滤光片;直接摄影用 X 线感蓝胶片、感绿胶片;显影液、定影液;遮光用黑纸;透射密度计等。

【实训步骤】

1.参观暗室布局 观察裁片刀、显影液、定影液、传片箱等所在位置及各种胶片放置情况。

2.胶片的启封 在安全照明下,将胶片盒打开,除去包装纸,将带有衬纸的胶片放在胶片包装最外层的防潮纸袋内,一同放回纸盒内,使用时便于抽取,各种规格的胶片放置要排列有序,使用后放回原处。

3.胶片的改裁 用裁片刀改裁胶片时,要带衬纸在安全灯下改裁所需规格,避免裁片刀及手指直接接触胶片。

4.装片 先打开暗盒弹簧扣,左手拿胶片盒,右手打开盒盖,将胶片抽出后随时加盖。然后右手拿胶片,左手打开暗盒,放入胶片,随手拿出衬纸。装入暗盒后,紧弹簧扣,放入传片箱竖放。

5.夹片 左手拿胶片一角,右手拇指和示指捏开洗片架的片夹,左手将片角送入并使卡钉夹紧胶片。

6.暗室安全灯测试 给暗室安全灯装上红色滤光片,分别将长条感蓝片及感绿片按适当距离置于红灯下,改变曝光时间,具体方法如下。

(1)在暗室内红灯下使胶片曝光,胶片条未曝光处用黑纸密封,使胶片条分别得到0、1 min、2 min、3 min、4 min 曝光时间,可在距离红灯 50 cm 和 150 cm 处重复上述曝光操作。对不同距离和曝光阶梯做好标记。

(2)显影处理。将已经曝光的 X 线胶片在全黑下用相同条件冲洗和干燥。

(3)密度计测定。用密度计测定干燥完毕的照片各阶梯密度值,然后进行数据处理,画出暗室曝光时间和灰雾度关系图。

【实训讨论】

1. 标准暗室分为干区、湿区的目的是什么？

2. 工作完毕后,暗盒为何要集中保存在暗室? 暗盒、胶片为何要竖放或斜靠?

【思考与练习】

1. 感蓝胶片、感绿胶片的适宜光谱峰值是多少? 为何红光称为安全光?

2. 暗室在放射科应处于何位置才有利于临床工作?

任务二　显影液、定影液配置及照片手工冲洗

【实训目标】

通过对显影液和定影液的配置,使学生明白显影、定影的原理,从而熟练掌握暗室的显影、定影操作规程,为临床操作打下良好的基础。

【知识目标】

使学生掌握显影液和定影液的组成及其工作原理,掌握显影和定影的注意事项;掌握配置显影液和定影液的操作规程;掌握照片的手工冲洗流程,熟悉照片的冲洗过程中可能出现的问题。

【能力目标】

熟练掌握照片的手工冲洗流程及操作方法,理解通过对显影流程的控制,进而对图像质量进行调控的原理,并能在实训操作中加以应用。

【素质目标】

养成严谨认真的工作作风,掌握系统、规范的操作标准,培养良好的工作习惯及团队协作精神。培养学生用实事求是的科学态度观察、分析和解决问题的能力;用理论联系实践的方法学习后续课程。爱护仪器、设备。

【实训原理】

1. 暗室处理的基本过程与方法　暗室处理的基本过程一般包括显影、停显(或中间水洗)、定影、水洗、干燥。经过这些过程,使胶片潜在的图像成为固定下来的可见图像。

暗室处理方法,目前可分成自动处理和手工处理两类。自动处理采用自动洗片机完成胶片暗室处理过程,它需要使用专用的显影液、定影液,在高温下进行处理,得到的射线照片质量好并且稳定。

2. 显影及显影液配制　曝光以后在胶片的乳剂层中形成潜影,对通常采用的曝光量必须经过显影才能把潜影转化为可见的影像。显影以还原作用,从感光乳剂中感光的卤化银还原出金属银,使不可见的潜影转化为可见的影像。显影是暗室处理中最重要的环节,也是与影像质量关系最密切的暗室处理过程。

简单地说,显影过程分为3步。首先,潜影中心(显影中心)吸附显影剂。然后,显影

剂释放电子,电子转移到潜影中心。最后,电子与银的正离子结合形成银原子,并聚集在潜影中心。这个过程不断进行,使潜影转化为可见的银原子团影像。对通常使用的显影液,显影过程必须在碱性溶液中进行。在碱性溶液中,显影剂才能离解。

(1)显影液的组成 通常使用的显影液含有4种主要组分:显影剂、保护剂、促进(加速)剂、抑制剂,还应有溶剂(水)。调整各个组分的比例,可以得到不同性能的显影液。

1)显影剂 显影液的基本组分,它使已感光的卤化银还原为金属银。不同的显影剂具有不同的特点,显影液中常常采用多种显影剂,来调整显影液的性能。最常用的显影剂是对苯二酚、菲尼酮。

2)保护剂 显影剂在水溶液中容易氧化,特别是在碱性溶液中更易氧化。氧化不仅减弱了显影液的显影能力,而且会产生污染力很强的氧化物。为了防止显影剂氧化,延长显影液的寿命,必须在显影液中加入保护剂。显影液中经常采用的保护剂是无水亚硫酸钠。

3)促进剂 经常使用的显影剂,在碱性溶液中才能离解,起显影作用。但在显影剂离解过程中同时会产生氢离子,它们会阻止显影剂的离解。在显影液中加入促进剂是为了中和显影液中的氢离子,调节氢离子浓度,控制显影液的碱性,使显影液的 pH 值控制在 8~11。显影液中常用的促进剂是碳酸钠、硼砂,它们都是弱碱性物质,很少使用强碱(如氢氧化钠)。

4)抑制剂 显影剂对未曝光的卤化银微粒也具有显影作用,为了减少对未曝光卤化银微粒的显影程度,降低灰雾,在显影液中必须加入抑制剂。经常使用的抑制剂是溴化钾。

5)溶剂水 溶解各种组分,构成显影液。

(2)显影液配制

1)一般应用蒸馏水或去离子水,所用的水应不含杂质,配制时水的温度应控制在配方指定的范围,一般是 40~50 ℃,水温过高时药品将分解失效,水温过低时药品溶解太慢。

2)准确称量药品的质量,按照配方规定的顺序(显影剂、保护剂、促进剂、抑制剂)顺次加入各种药品,后一种药品必须在前一种药品完全溶解后才能再加入。否则,可能发生不良后果,如过分氧化、急剧沉淀,甚至使配制完全失败。

3)溶解药品的过程应进行适当搅拌,促进溶解,但搅拌不能过大,以免造成大量空气溶入水中,导致显影液过分氧化。

4)配制好的显影液应储存在密闭、避光的容器中,不能长时间暴露在空气中,造成显影液不断被氧化。储存显影液的温度一般应控制在 4~27 ℃。新配制的显影液一般应放置 24 h 之后再投入使用。

配制显影液时,显影剂(对苯二酚)溶解后,必须先加入保护剂(亚硫酸钠)。如果将促进剂碳酸钠先于亚硫酸钠放入,便可使对苯二酚在碱性溶液中与氧结合生成苯醌,羟基苯醌进一步反应生成对苯二酚和二羟基苯醌,其中二羟基苯醌再进一步反应,生成一种结构复杂的高分子化合物腐殖酸。腐殖酸呈暗褐色,会污染显影剂和乳剂层,减弱显影液效果。加入的亚硫酸钠则与苯醌反应,生成苯二醌-磺酸钠,其无色无污染,还有较弱的显影作用。

（3）显影操作与影响显影的因素

1）显影操作的注意事项 ①温度控制采用间接加热方式,恒温（18~20 ℃）调节器最好。②每日工作开始前,应注意液面有无氧化物,若有,可在液面上覆盖一张胶片保护纸,吸附除掉。③显影液面应保持超过胶片 1~2 cm 以上。④操作中不应将显影液、定影液、水滴等粘在胶片上。⑤胶片放入显影液时,应动作迅速,并上下活动几次,以免气泡附着。显影过程中要经常活动。⑥胶片放入后立即计时,显影时间 3~5 min,显影过程中要注意观察显影程度。一般观片 3 次。第 1 次观片:2 min,显示肢体轮廓和较淡的内部结构。第 2 次观片:4 min,影像由平淡变为浓密。第 3 次观片:5 min,影像进展较之前有明显改变,密度进展稳定,影像清晰,对比度适中。非正确曝光的胶片,显影经过 2 min,轮廓还显示不全,则表示曝光不足,第 2 次观片时间应适当延长。若影像显示较浓密,则说明曝光过度,第 3 次观片间隔应当缩短,并适当提前结束显影。⑦药液回滴:显影结束后应尽量回滴药液,否则会加快显影液流失及药效耗损。

2）影响显影的因素 主要有显影的温度与时间、显影液的老化程度、显影操作。①显影温度对显影液的显影能力具有明显影响,手工处理时显影液的显影温度一般为 18~20 ℃。温度高时显影作用快,温度低时显影作用慢。温度过高时可能使显影液中的药品分解失效,或造成显影液的过分氧化,主要危害是灰雾增大、影像颗粒变粗,而且可能损害乳剂层。显影温度过低时,显影液的显影能力大大降低,甚至可能完全失去显影作用,造成影像的对比度（反差）降低。②显影时间与显影液配方相关,应按配方推荐的时间显影。对手工显影,正常的显影时间一般是 3~5 min,它是综合考虑显影时间的影响而确定的,特别是考虑了平均梯度。右图描述了显影时间对胶片的感光特性（感光度、平均梯度、灰雾度）的影响,从图中可以看

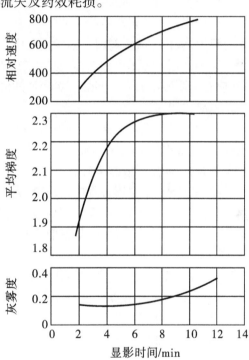

到,随着显影时间的加长,感光度、平均斜率、灰雾度变化的规律。显影时间延长,可以增加底片黑度和影像对比度,但也会增大灰雾度和影像的颗粒度。显影时间过短,底片影像对比度降低,也会增大影像的颗粒度。显影时间过长或过短都不能得到良好的影像质量。③定影液最适 pH 值为 12~13。

3. 停显或中间水洗 从显影液中取出胶片后,显影作用并不能立即停止,这时胶片乳剂层中还残留着显影液,它们仍在继续发挥显影作用,在这种情况下容易产生显影不均匀。如果这时立即将胶片放入定影液中,则可能产生二色性灰雾。另外,显影液带入定影液后,还会损害定影液。二色性灰雾是极细的银粒沉淀,在反射光下呈现蓝绿色,在

透射光下呈现粉红色。

为了立即终止显影液的作用,在显影之后应进行停显处理。即把从显影液中取出的胶片转移至停显液中,使胶片表面和乳剂层中残留的显影液与停显液发生相互作用,停止显影作用。常用的停显液是1.5% ~5.0%的醋酸水溶液。停显时间为0.5 ~1.0 min。停显液的主要作用是停显液中的酸可以中和显影液的碱。

4. 定影

(1)定影的作用 经过显影之后,胶片乳剂层中感光的卤化银还原为金属银,但大部分未感光的卤化银没有发生变化,还保留在乳剂层中。定影过程的作用是,将感光乳剂层中未感光也未被显影剂还原的卤化银从乳剂层中溶解掉,使显影形成的影像固定下来。

在定影过程中定影剂与卤化银发生化学反应,生成溶于水的银的络合物,但对已还原的金属银不发生作用。

(2)定影液的组成和作用

1)定影剂 是定影液的主要组分,使用最广泛的定影剂是硫代硫酸钠(海波)。在定影过程中,硫代硫酸钠与卤化银发生反应,生成成分比较复杂的能溶于水的银的络合物。

2)酸性剂 为了中和在停显过程未消除而进入定影液中的显影液的碱、停止显影作用,应在定影液中加入一些酸。定影液的酸度一般应控制在pH值为4~6。常用的酸性剂是冰醋酸和硼酸。

3)保护剂 当定影液的酸度提高时会分解,产生硫沉淀,为了防止定影液的酸度升高,在定影液中应加入保护剂。常用的保护剂是亚硫酸钠,它的亚硫酸根离子可以和氢离子结合,抑制定影液酸度升高。

4)坚膜剂 在定影过程中,胶片感光乳剂层大量吸入水分,发生膨胀,容易划伤和脱落。坚膜剂主要是为了降低乳剂层吸水膨胀,从而减少在水洗、干燥中可能产生的机械损伤。酸性定影液最常用的坚膜剂是明矾(硫酸铝钾)。

5)溶剂(即水)。

(3)定影剂的配制 坚膜剂(明矾)应加在酸剂之后,如果提前加入,明矾(硫酸铝钾)在pH值较高的溶液里溶解Al^{3+}后,形成K^+、Al^{3+}、SO_4^{2-}三种离子,Al^{3+}水解后生成$Al(OH)_3$,呈白色糊状沉淀。

如果酸剂加在保护剂之前,硫代硫酸钠遇酸后分解出硫,使溶液变黄,从而使定影液失去定影能力。

定影剂配制的正确顺序应是:定影剂、保护剂、酸性剂、坚膜剂。

(4)定影过程

$$AgBr+Na_2S_2O_3 \longrightarrow NaBr+NaAgS_2O_3$$
$$3NaAgS_2O_3+Na_2S_2O_3 \longrightarrow Na_5Ag_3(S_2O_3)_4$$

(5)定影操作与影响定影的因素

1)定影操作注意事项 ①胶片放入之前,将水分滴净。②放入后不应立即开灯。③操作温度为16 ~24 ℃。④放入的片架应按顺序放置。⑤定影时间10 ~30 min,超过30 min应更换。⑥定影结束应注意回滴。

2）影响定影过程的因素 主要是定影的温度与时间、定影液的老化程度、定影操作。①定影温度：定影过程的进行受温度影响较大，温度低时定影进行缓慢，温度高时定影进行快。但温度不能过高，温度过高时可能造成定影液药品分解失效，使乳剂层膨胀加大，容易产生划伤和脱膜。定影液温度应与显影液相近，常控制在 16～24 ℃。定影温度低时定影过程进行慢。在一般情况下，希望定影温度与显影温度相同或相近。②定影时间：完成定影所需要的时间与定影液中硫代硫酸钠的浓度、定影液老化的程度、定影温度都相关。如果定影时间短于定透时间，射线照片将呈现灰白雾状，影像明显不清晰。定影时间超过定透时间、胶片未感光部分也已呈现透明状态，也不能简单地认为定影过程已经完成。定影过程中硫代硫酸钠与卤化银的反应要经过多个阶段，中间阶段生成的银的络合物是无色但稍溶于水的物质，因此，在胶片未感光的部分已呈现透明时，很可能这些反应生成物并未转移至定影液中，定影过程也未进行完毕。实验研究指出，定影时间应为定透时间的 2 倍。③定影液最适 pH 值为 4.6～5.0。

5.水洗 定影以后在胶片的表面和内部都吸附着硫代硫酸钠和银的络合物，如果它们留在射线照片里，银的络合物会很快分解，硫代硫酸钠会缓慢地与空气中的水分、二氧化碳进行反应，最终产生棕黄色的硫化银，导致在底片上出现斑点，使底片变黄。水洗就是为了清除这些有害物质，使底片具有稳定的质量。

水洗的意义是利用水的渗透压作用，将定影后残存在乳剂中的定影剂（硫代硫酸钠）及水溶络合物溶掉。水洗的最初阶段，冲洗掉的是附着在照片表面的定影液，后阶段时，利用水渗透到明胶中，使大量定影液中的硫代硫酸钠离子、硫代硫酸根配盐从乳剂中渗出。

$$Na_2S_2O_3 + CO_2 + H_2O \longrightarrow H_2S_2O_3 + Na_2CO_3$$
$$\downarrow$$
$$H_2SO_3 + S \downarrow$$

硫可与金属银作用，生成硫化银，即

$$2Ag + S \longrightarrow Ag_2S$$

同时，硫代硫酸析出的亚硫酸被空气氧化，形成硫酸，再与硫化银反应生成硫酸银和硫化氢，反应式为：

$$2\,H_2SO_3 + O_2 \longrightarrow 2H_2SO_4$$
$$Ag_2S + H_2SO_4 \longrightarrow Ag_2SO_4 + H_2S$$

硫化氢同样可以将金属银影像变成硫化银，即

$$2Ag + H_2S \longrightarrow Ag_2S + H_2 \uparrow$$

水洗的质量取决于水洗的温度、时间、方式。温度高时可缩短水洗时间，但温度过高可能会损害乳剂层，水洗温度一般控制在 16～24 ℃。水洗时间一般需要 30 min。

一般应用流动水进行水洗，使胶片总是接触新鲜清水，利于清除残留的有害物质。为了节约用水，推荐采用级联递进水洗方式，这种水洗方式是将从定影液中取出的胶片先放入第一个水槽，然后依次再放入第2、第3个水槽，而水则是从最后一个水槽进入，然后依次流入前方的水槽。它可以同时水洗多批胶片，但又不使处于不同水洗状况的胶片互相污染，既节约了用水，又可得到良好的水洗效果。

6. 干燥 是为了排除膨胀的乳剂层中的水分。为了避免干燥在底片上可能产生的水迹,可在水洗后、干燥前进行润湿处理。将水洗后的胶片浸入 0.1% 左右浓度的洗涤剂水溶液中约 30 s,然后取出以使水从胶片表面流掉,再进行干燥。干燥方法主要是自然干燥和烘箱干燥。

7. 胶片的冲洗处理

(1)将夹好的胶片放进显影液中,上下抖动几次片架,其目的是使药液与胶片充分接触和避免气泡附在胶片上。显影 2 min 后可观察胶片的显影情况,观察胶片的时间越短越好,最好不超过 3 min。观察胶片的方向与安全灯的反射光方向相同,但不能从胶片的背面观察安全灯透过胶片的光线。因为透过胶片的安全灯的光线非常弱,不能正确估计胶片显影密度的大小。

在显影桶内有多张胶片同时显影时,应按顺序摆放胶片,最后一张胶片放在最远侧,即离安全灯最远。

(2)将显影充分的胶片(大约显影 5 min)提出显影液,并把片架倾斜,将胶片上的显影液控进显影桶内。再将胶片放进水洗桶内上下反复冲洗胶片,使胶片上的显影液冲洗掉。

(3)将胶片放入定影桶内定影 20 ~ 30 min。至未曝光处的胶片完全透亮时,将胶片提出定影桶,控干胶片上的定影液。

(4)将胶片放在流动的水洗槽内 15 ~ 30 min。

(5)将胶片放入烘干机内干燥,烘干机的温度要合适。

【实训器材】

1. 显影配方

米得(米吐尔)18 g,无水亚硫酸钠 30 g,对苯二酚 45 g,碳酸钠 20 g,溴化钾 18 g,煮沸过的水(除去沉淀物)500 mL。

2. 定影配方

无水亚硫酸钠 11.25 g,冰醋酸 360 mL,煮沸过的水(除去沉淀物)750 mL,硫代硫酸钠 180 g,明矾 11.25 g。

【实训步骤】

1. 配制显影液

(1)将 500 mL 水加热至 52 ℃,等份置于甲、乙 2 个杯中,将上述实验器材中称好的所有显影配方液均分成 2 份,甲杯按正确顺序配置(显影剂、亚硫酸钠、碳酸钠、溴化钾),乙杯不按正确顺序配置。

(2)观察甲、乙两杯中显影液会出现什么现象,并分析原因。

2. 配制定影液

(1)将 750 mL 水加热至 60 ℃,平均置于甲、乙、丙 3 个杯中,将上述实验器材中称好的所有定影配方液均分成 3 份,甲杯按正确顺序配置(硫代硫酸钠、亚硫酸钠、冰醋酸、明矾),乙、丙杯不按正确顺序配置。

(2)乙杯按硫代硫酸钠、冰醋酸、亚硫酸钠、明矾的顺序加入定影剂。丙杯按硫代硫酸钠、亚硫酸钠、明矾、冰醋酸的顺序加入定影剂。

（3）观察 3 杯定影液会出现什么现象，并分析原因。

（4）将 3 条未经显影的胶片放入 3 个杯内，然后开始倒计时，比较 3 条胶片的透明时间，经分解变黄的硫代硫酸钠杯内，透明时间变慢，再将 3 杯均加温至 35 ℃，观察胶片药膜的收敛情况。

3. 照片的手工冲洗

（1）暗室中将胶片从暗盒中取出，并用胶片夹夹好。

（2）把胶片放入显影桶内，并上下活动几次，以防止胶片上附有气泡。2 min 后将显影中的胶片从显影桶内提出来观察影像的密度变化，注意正常冲洗胶片时，应尽量缩短观察时间和减少观察次数。

（3）停显。

（4）定影 20～30 min。

（5）水洗 30 min。

（6）干燥处理。

【实训记录】

记录实训过程、实训步骤及实验现象，完成实训报告。

【实训讨论】

1. 通过对 X 线图像质量的分析，如果曝光参数选择错误，应如何通过显影调控来调整图像质量？

2. X 线片表面出现黄色沉淀物质，分析其形成原因。

【思考与练习】

1. 显影液的 5 种成分中每种成分的代表物质是什么，其工作原理是什么？

2. 定影液的 5 种成分中每种成分的代表物质是什么，其工作原理是什么？

任务三　自动洗片机和干式激光打印机操作技术

【实训目标】

通过本次实训，熟悉自动洗片机和激光打印机的结构，并对其基本维修和养护形成初步认识，进一步掌握照片自动冲洗方法和激光相机的激光胶片打印方法，为临床实习打下良好的基础。

【知识目标】

熟悉自动洗片机和干式激光打印机的结构，掌握自动洗片机和干式激光打印机的工作原理及其对环境的不同要求。

【能力目标】

通过对自动洗片机和激光打印机的结构观察以及实训过程，熟练掌握自动洗片机和激光打印机的操作流程,最常见故障及处理方法。

【素质目标】

养成严谨认真的工作作风,掌握系统、规范的操作标准,培养良好的工作习惯及团队协作精神。培养学生用实事求是的科学态度观察、分析和解决问题的能力;用理论联系实践的方法学习后续课程。爱护仪器、设备。

【实训原理】

1. 自动洗片机

(1)自动洗片机的种类

1)全明室式 自动洗片机被全部放置在明室内,但它需要与特定的多种胶片存储暗盒相匹配使用。

2)半明室式 自动洗片机的入片侧在暗室内(这部分只是入片口和送片托盘),其余大部分均在明室一侧。冲洗好的照片直接在明室收取。

3)整机配套连接式 指一些特定机型与影像设备输出配套连接,如激光成像机、多幅照相机、荧光缩影机等。胶片经曝光后,由自动传片系统送入与其密封连接的自动洗片机入口。

(2)自动洗片机的结构

1)基本结构 该系统分为外部传送和机内部传送两部分。

2)温度控制系统 一般显影温度在 33 ~ 40 ℃,定影温度在 28 ~ 35 ℃,水洗温度在 20 ~ 27 ℃,干燥温度在 40 ~ 60 ℃。

3)循环系统 该系统是为了照片在冲洗过程中,各药液能保持正常循环。使药液温度均衡,照片冲洗均匀,并滤过药液内的各种杂质。

4)补充系统 自动洗片机中的药液,在使用中有不同程度的消耗,通过自动补充可以保持药液效力的稳定性。自动洗片机有两个分别装有显影液和定影液的补充筒。

5)化学药液储存系统 该系统由显影槽、定影槽及水洗槽组成,储存容积因机型规格不同而不同。

6)动力及时间控制系统。

7)干燥系统 该系统旨在完成照片水洗后的干燥任务。其干燥方式有热风干燥、红外线干燥、超声干燥等。

(3)感光胶片的冲洗工序

1)显影 由显影液提供电子,把胶片上已感光的卤化银晶体中的银离子还原为银原子,通过银原子在胶片上积聚的密度不等来建立影像。

2)定影 定影的作用是依靠定影液将胶片中未感光的(包括已感光而未显影的)卤化银溶解下来,固定金属银原子构成的影像。

定影的程度应当充分,在推荐的定影工序完成后,即使适当地延长一些定影时间,也不会对定影效果产生多少影响。而定影不充分时会降低胶片上影像的保存期,使影像在日后发灰,透明区域变黄,这是卤化银遇光后的不稳定现象所造成。

3)水洗与干燥 水洗的目的是将残存在胶片乳剂膜中的显影液、定影液成分清除掉,让胶片保持"清洁"。水洗程度的彻底与否,极大程度地影响影像的稳定性和胶片的保存期限。

水洗后的干燥工序是为胶片便于观察和储存而施行,其干燥时间的长短取决于胶片乳剂膜的厚度,及干燥温度和空气流动状态等。

(4)自动洗片机工作流程

1)显影　胶片自送片托盘由手动向机内推送,一旦被自动传输辊筒夹住后,就将自行送入显影槽内。胶片被辊筒夹住的同时,自动补给系统将根据胶片尺寸向显影槽及定影槽内补充新液。同一尺寸胶片送入方向不同时,补给量也不同,横行送入补给量较小。显影温度因机型及整个显影加工时间不同而异,如柯达 M7B 的显影温度是 34.4 ℃,柯达 M6 的显影温度是 35 ~ 40 ℃,富士 RU 的显影温度是 35 ℃。显影时间为 12 ~ 14 s。

2)定影　胶片显影后在辊筒传送下,直接进入定影槽,胶片所携带的显影液,由显影槽和定影槽交界的两根压合很紧,又有一定弹性的橡胶辊筒挤出,从而免除了碱性显影液对定影液酸性的中和。定影温度为 35 ~ 37 ℃,定影时间为 12 ~ 24 s。

3)水洗　胶片自定影槽出来后,自动传送到水洗槽,由流动的清水洗涤,且胶片在辊筒带动下不断上下活动,水洗温度 20 ~ 37 ℃。

4)干燥　胶片水洗后,自动传送进入干燥流程,干燥温度 46 ~ 65 ℃,可调节。胶片干燥后即可送到出片口的收片槽内。

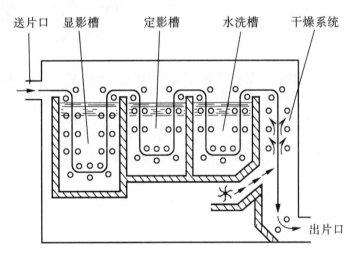

自动洗片机工作流程

2.干式激光打印机　干式相机激光打印,加热成像,不必经过胶片显影→定影→水洗→干燥的冲洗程序。

(1)干式激光打印机的结构

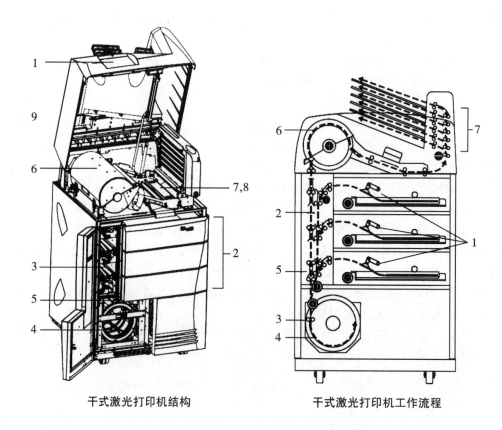

干式激光打印机结构　　　　　　干式激光打印机工作流程

1)触摸屏控制板　控制板是激光成像仪的界面,控制板接受命令,并提供有关成像仪功能的状态信息。

2)胶片抽屉　可配置使用一个、两个或三个胶片抽屉。每个抽屉均可装上5种不同尺寸的干式激光胶片。可以选择任何抽屉中的胶片卡盒来进行打印。

3)胶片传送装置　在激光成像仪中,将胶片从卡盒传送到胶片滚筒,然后至胶片显影器,最后送达胶片分拣器。

4)胶片滚筒　用于定位胶片,将胶片固定不动以生成图像。

5)光学模块　当胶片定位于胶片滚筒上时,光学模块将图像写(曝光)至胶片上。

6)胶片显影器　胶片显影器使用热力冲洗在光学模块中被激光曝光于胶片上的图像。工作面表层是一层柔软的、细腻的薄层导热合成橡胶,与胶片直接接触,滑动配合;鼓芯为固定不动体,结构为同心圆式电热器,内腔装有温度传感器。

开机后,加热鼓工作面始终均衡旋转,无温度差,确保显像质量。工作时加热鼓温度高达120 ℃以上。

7)显像密度计　接收通过显影器后的胶片,并执行密度检查以确定图像质量。显像密度计是自动成像质量控制(AIQC)系统中的主要组件。

8)自动成像质量控制系统　自动成像质量控制系统可确保对比度、密度等其他图像质量参数符合用户预设的首选项值。

9)胶片分拣器　接收通过显像密度计已处理的胶片,并将胶片传送至激光成像仪顶部的选定胶片分拣器柜。底部的分拣器柜可容纳 125 张胶片,而顶部分拣器柜中的任意一个可装下 30 张胶片。

(2)干式激光打印机的工作原理　影像信号送入干式激光打印机接口,在中央微处理器控制下,由信号处理单元将影像数据进行处理,将信号数/模转换再放大,驱动光学调制器,控制激光束的光强度变化;被调制激光束携带有影像信息,在光学偏转扫描器及胶片机械运送系统的控制下,扫描出全片幅精确影像。

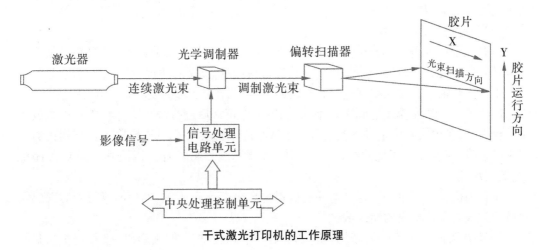

干式激光打印机的工作原理

(3)干式激光打印机的工作流程　每次设备向成像仪发送请求时,就会产生下列打印操作顺序。

1)检取区中的吸力杯从胶片供应卡盒中吸起一张胶片,并将其送入垂直传送轴。

2)垂直胶片传送轴将胶片下移至滚筒轴(曝光区)。

3)滚筒轴将胶片推进至胶片滚筒。

4)滚筒将胶片卡位并固定不动,同时扫描仪将图像写入胶片。

5)滚筒轴将胶片送至垂直传送轴,然后传送轴将胶片上移至胶片显影器。

6)当胶片通过显影器鼓时,所产生的热能会冲洗胶片。

7)胶片传送轴带动曝光的胶片穿过显像密度计,达到分拣器,然后输出至 6 个分拣器柜中的任意一个。

【实验器材】
自动洗片机;干式激光打印机;X 线片;激光胶片。

【实训步骤】

1.照片的自动冲洗

(1)自动洗片机的认识及教师演示其使用方法

1)认识自动洗片机的基本构造。观察显影槽、定影槽的位置,显影液、定影液和水洗槽内水的补充及循环,干燥组件的位置,干燥风吹入的位置和方向。

2)观察胶片的显影、定影、水洗和干燥过程。将显影槽、定影槽的盖子打开,把一张冲洗过的胶片从胶片的输入端输入到洗片机内,胶片在辊轴的驱动下按顺序进入显影槽

→走出显影槽→然后进入定影槽→走出定影槽→进入水洗槽。测量整个冲洗胶片的时间。

3）测量显影液、定影液的 pH 值及温度。

4）将自动洗片机安装好，恢复原来的工作状态。打开电源开关，预热约 15 min，等到洗片机上的绿色指示灯"ready"亮了之后，将一张曝光的胶片从胶片的输入端输入到洗片机内，将冲洗后的照片在观片灯上进行观察，分析冲洗的质量。如果有质量问题，应分析出现问题的原因。

（2）学生分组实操训练

1）开机前的准备　①开机前应检查机器内显影液、定影液是否正常，漂洗水是否通畅，辊轴是否清洁。②打开电源，观察洗片机自检信息，液温到达规定值时才能洗片。

正式洗片前应先放入测试过滤胶片，检查机器工作状态及过滤滚轴上的黏附物。

2）洗片　①等水温度达到洗片条件，机器工作正常后进行洗片。②将胶片平直放入洗片机内，听到前胶片完全进入洗片机的信号后，才能放入下一张胶片。③听到机器有异常声音时，应立即关闭洗片机，停止洗片，查清原因后再洗片。④洗片结束后关闭电源，关闭水源。

重复上面①～④过程。将自动冲洗机提前预热 15 min 左右，待"ready"指示灯亮后，将胶片放入自动冲洗机的输入端。

3）维护保养　①每天清洗洗片机滚轴及液槽，保持洗片机的清洁。②每周更换显影液、定影液，定期更换水源的过滤器。③定期检查机器运转是否正常，发现问题应及时通知维修人员进行修理，并填写维修记录。

2. 使用干式激光打印机进行打印 X 线片

（1）激光打印机的认识，主要由实训教师对其结构及工作原理进行讲解，并由实训教师演示其使用方法。

（2）学生分组练习

1）开机　按下开机键，等待机器预热。

2）关机　等待所有任务打印完毕，按关机键。

3）装载胶片　①取出使用完片盒的后盖装在片盒的前面。②按下所需胶片的托盘解锁按钮使其处于解锁状态，一手握住片盒把手，另一手托住片盒将片盒取下。③取下片盒的盖子，取出内芯片托盘，将一盒新的胶片放入盒内，用卡子卡好胶片的出口，盖上盖子。胶片不要放反。④沿密封胶袋口将袋子撕开，一手扶住胶片盒，另一手用力拉塑料包装袋取出包装袋，按下锁定按钮使其锁定或将胶片盒插入机器槽内，按下锁定按钮使其锁定，一手扶住胶片盒，另一手用力拉塑料包装袋取出包装袋。抽出片盒盖子反插在其背面。⑤观察显示屏上的显示，等待其自行校准完成，再进行下一步工作。

【实训记录】

记录实训器材名称、型号、数量、摄片条件、照片冲洗过程及照片结果。并详细记录摄片中出现的问题及处理措施。书写实训报告。

【实训讨论】

1. 将自动洗片机冲洗 X 线片、激光打印机打印胶片和手工冲洗 X 线片进行质量分析,比较各自优点、缺点。

2.若曝光参数出现偏差,用自动洗片机能否冲洗出 X 线片?

【思考与练习】

1.自动洗片机与常规手工冲洗相比较,有哪些优点、缺点?

2.激光相机打印的数字图像与自动洗片机冲洗的模拟图像相比较,在图像质量上有哪些不同?

项目六 CT 扫描检查技术

任务一 颅脑 CT 扫描检查技术

【实训目标】

通过本次实训,使学生掌握 CT 机基本操作规程、图像处理及注意事项,掌握颅脑 CT 平扫和常规增强扫描的操作技术。

【知识目标】

熟悉 CT 设备构造,掌握 CT 体层扫描基本原理,掌握颅脑断层影像解剖,了解颅脑常见疾病 CT 影像学表现,能准确辨认颅脑 CT 各组织断层影像。

【能力目标】

掌握 CT 机的基本操作程序及操作注意事项,掌握颅脑 CT 平扫和常规增强扫描的体位操作要点和基本操作技能,熟悉基本的 CT 图像重建及重组技术。

【素质目标】

培养严谨认真的工作作风,掌握系统、规范的操作标准,培养良好的工作习惯及团队协作精神。培养学生用实事求是的科学态度观察、分析和解决问题的能力;用理论联系实践的方法学习后续课程。爱护仪器、设备。

【实训原理】

CT 是用 X 线束(高度准直)对人体检查部位一定厚度的层面进行扫描,由探测器接收、测定透过该层面的 X 线量,转变为可见光后,由光电转换器转变为电信号,再经模/数转换器转为数字信号,输入计算机处理,得到该层面各单位容积(体素)的 X 线吸收值,后经数/模转换器转换成 CT 图像;再摄于图像胶片或以数字信号存储于其他介质并实现远程数字传输,以便教学、科研、图像在线和会诊之用。

平扫是指不用造影剂增强组织密度差别所进行的扫描。CT 颅脑平扫常规采用横断面扫描。

颅脑增强扫描常指经静脉注射含碘造影剂的扫描。造影剂进入体内后在各部位的数量和分布,常依脑组织血脑屏障是否完整及血运多少和病变内部结构(主要为血管结构)的特点呈现一定的密度和(或)形态差异,增加了与周围组织的对比分辨率,并依据其强化特点,提高对颅脑疾病的诊断准确率。

【实训器材】

CT 机;高压注射器;激光相机;激光胶片;PACS 系统;观片灯。

【实训步骤】

1. 颅脑平扫 CT 设备的准备

(1)开机(注意总电源开关、稳压电源开关并观察电压值、CT 控制台电源)。

(2)设备自检,注意自检过程异常提示,并要求认真记录,以便调整。

(3)球管加温。

(4)空气校准,认真记录异常提示,以便调整。

2. 患者准备

(1)热情接待患者;认真核对 CT 检查申请单,了解病情,明确检查目的和要求。

(2)认真耐心做好解释工作,消除患者的紧张心理,取得患者最佳合作,在增强扫描术前应进行造影剂碘过敏试验(试验方法:依据所用造影剂类型,抽 1 mL 相应的造影剂,静脉注射,观察 15 min,有无过敏反应,阴性患者方可进行增强扫描,注射前必备抢救、预防过敏反应发生所用的药品及器材)。

(3)做 CT 检查的患者在检查前应更衣、换 CT 室专用鞋,避免灰尘带入机房。

(4)去除头部检查部位的高密度类或金属(饰)物品,如发卡、耳环、金属类活动义齿等,避免伪影干扰。

(5)对增强扫描者,按造影剂使用要求进行增强造影检查前的必要沟通并做好告知书签字记录后,再进行过敏试验并备好急救药品、物品;合理选择高压注射器械和穿刺针及注射部位,确定合适的注射总量及注射流速。

(6)对婴幼儿、外伤、意识不清及躁动不安的患者,可根据情况给予镇静剂或给予麻醉及必要的肢体固定,以减少运动伪影和确保扫描层面的准确性,避免运动伪影,确保获得图像符合诊断要求。

3. 检查方法及扫描参数

(1)CT 平扫(横断面扫描)

1)输入患者信息及检查部位和扫描程序　被检者姓名、ID 编号、性别、年龄、部位等。

2)横断位扫描体位　仰卧位,下颌内收,头部正中矢状面与扫描床平面垂直并与床面长轴中线重合,使两侧听眦线(眼外眦与外耳孔的连线)所在平面垂直于床面,两外耳孔与床面等距。如果听眦线达不到垂直于床面,扫描机架可向后或向前倾斜一定角度,使机架扫描平面与听眦线平行(具有多平面重建的多排螺旋 CT 机除外)。

3)扫描定位　利用机器所带的定位标志定位,不同机器标志线略有差别。水平定位线过患者外耳孔平行于听眦线;矢状定位线与患者正中矢状面重合;上定位线过头顶。

4)依据检查要求选择扫描程序　①摄取头颅正(或侧位)定位片。②定扫描定位基准线:听眦线。③预定扫描范围:听眦线平面连续向上至颅顶。④扫描方式:横断面(轴位)连续平扫(单层扫描或连续螺旋扫描)。⑤扫描层厚:5～10 mm(多排螺旋 CT 更薄)。

⑥扫描层距:5~10 mm(多排螺旋CT更薄)。⑦病灶较小可根据具体情况采用更薄层扫描或决定是否加扫或补扫。

5)扫描参数 根据CT机型内预设定或重新修订参数。参数主要包括层厚、层距、kV、mA、重建算法、显示野(FOV)等。

(2)脑部增强扫描

1)检查前详细阅读申请单,或参考前期CT检查,明确检查目的。

2)耐心做好说明、解释工作,确保患者的合作。

3)备好防止过敏反应发生的急救药品及相关抢救物品,并检查器材完好。

4)连接好高压注射装置,预先设定注射造影增强剂各项参数(总量、流速、压力、时间)。

5)常规碘含量在300 mg/mL;造影剂用量为1.5~3.0 mg/kg。

6)注射流速为2.5~3.0 mL/s。

7)设定增强扫描程序。依据造影剂通过靶器官、组织预计时间窗设定扫描时间及扫描不同时期的间隔时间及扫描方式(多采用螺旋扫描)、扫描体位摆放与平扫相同。

8)启动机器预备。在开始注射造影剂后12~25 s做动脉期扫描,40~60 s做静脉期扫描。

(3)按照预先定位开始对靶部位的设计性扫描,必要时增加延迟扫描。

(4)扫描结束,观察图像达到诊断要求后,从机架内退出患者,安全离开检查室。

(5)图像后处理及存储

1)依顺序和要求摄取定位,平扫和平扫+增强图像及重建图像。

2)重建算法。标准算法或按临床要求使用其他重建算法。

3)平扫窗位。脑窗窗位35~40 HU,窗宽80~100 HU。

4)颅脑外伤、颅骨病变,应用骨重建法重建图像。骨窗窗位为250~350 HU,窗宽为1 000~1 500 HU。

5)将扫描图像传输至PACS系统存储。

6)如需照片,应将图像按诊断要求进行测量、必要的标注后,按设备程序进行排版,调整好图片大小及位置,点击照片按键把编排好的图像传输至照片设备,完成图像摄片,打印出片。

(6)记录各种扫描技术参数。

【实训记录】

扫描部位	扫描范围	扫描方式	扫描参数	扫描层/mm	脑窗/HU	骨窗/HU
				层厚:	窗位: 窗宽:	窗位: 窗宽:
				层距:	重建算法:	重建算法:

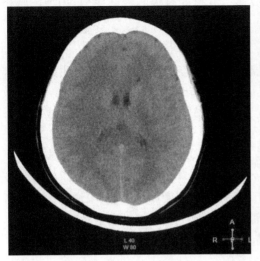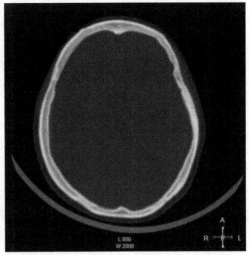

【实训讨论】

1. 颅脑 CT 横断位扫描和冠状位扫描在操作技术上有何区别?

2. 临床上哪些常见颅脑疾病要做增强扫描?

【思考与练习】

1. 为了控制部分容积效应,应采取哪种操作技术?

2. 颅脑 CT 增强扫描的技术要点及注意事项是什么?

任务二 胸部 CT 扫描检查技术

【实训目标】

通过本次实训,使学生掌握 CT 机基本操作要领、图像处理及注意事项,掌握胸部 CT 平扫和常规增强扫描的操作技术及图像重建技术。

【知识目标】

熟悉 CT 设备构造,掌握 CT 体层扫描基本原理,掌握胸部断层影像解剖,了解胸廓常见疾病 CT 影像学表现,能准确辨认胸部 CT 各组织断层影像。

【能力目标】

掌握 CT 机的基本操作程序及操作注意事项,掌握胸部 CT 平扫和常规增强扫描的体位操作要点和基本操作技能,熟悉基本的 CT 图像重建及重组技术。

【素质目标】

养成严谨认真的工作作风,掌握系统、规范的操作标准,培养良好的工作习惯及团队协作精神。培养学生用实事求是的科学态度观察、分析和解决问题的能力;用理论联系实践的方法学习后续课程。爱护仪器、设备。

【实训原理】

CT 是用 X 线束(高度准直)对人体检查部位一定厚度的层面进行扫描,由探测器接收、测定透过该层面的 X 线量,转变为可见光后,由光电转换器转变为电信号,再经模/数转换器转为数字信号,输入计算机处理,此数字信号可转换成图像再摄于胶片或其他介质存储,并以数字信号形式(DICOM)传输。

平扫是指不用造影剂增强或造影的扫描。增强扫描是指静脉注射离子型或非离子型碘造影剂后的扫描。造影剂进入体内后在各部位的数量和分布,常依不同组织器官及其病变的内部结构(主要为血管结构)的特点呈现一定的密度和形态差异,增强扫描显著地改善了某些器官 CT 检查的分辨率和与周围组织的对比度,从而提高了诊断准确率。

【实训器材】

CT 机;增强扫描时用高压注射装置(即高压注射器);激光相机;激光胶片;PACS 系统;观片灯。

【实训步骤】

1. CT 设备准备

(1)开机(注意总电源开关、稳压电源开关并观察电压值、CT 控制台电源)。

(2)设备自检,注意自检过程异常提示,并要求认真记录,以便调整。

(3)球管加温。

(4)空气校准,认真记录异常提示,以便调整。

2. 患者准备

(1)认真核对 CT 检查申请单,了解病情,明确检查目的和要求。

(2)做好解释工作,消除患者的紧张心理,取得患者合作。

(3)做 CT 检查的患者应更衣、换鞋,防止灰尘带入机房。

(4)去除患者颈、胸部高密度及其他金属物(饰)品,避免伪影干扰。

(5)对增强扫描者,按造影剂使用要求准备。

(6)对婴幼儿、外伤、意识不清及躁动不安的患者,可根据情况给予镇静剂或给予麻醉,以减少运动伪影和提高扫描层面的准确性。

(7)训练患者呼吸和屏气。

3. 检查方法及扫描参数

(1)平扫

1)扫描体位 仰卧于扫描床,两臂上举抱头,使患者胸部正中矢状面与扫描床平面垂直,并与床面长轴的中线重合。

2)扫描定位(不同机器略有差别) 利用机器所带的定位标志定位,水平定位线对准腋中线,矢状定位线与患者正中矢状面重合,上定位线对准胸腔入口,下部包括肋膈角。

3)输入患者信息 输入患者姓名、ID 编号、性别、年龄、部位等。

4)选择检查程序 ①摄取胸部正位(或侧位)定位片。②扫描定位基准线:肺尖。

③扫描范围:上界肺尖(胸骨切迹平面),下界至后肋膈角。④扫描方式:横断面连续平扫。⑤扫描层厚:5~10 mm(多排螺旋 CT 层更薄)。⑥扫描层距:5~10 mm(多排螺旋 CT 层更薄)。⑦病灶较小可根据具体情况采用更薄层扫描。⑧胸腺扫描层厚:2~5 mm。扫描层距:2~5 mm。⑨扫描参数:根据 CT 机型设定。

(2)增强扫描

1)造影剂用量　1.5~2.0 mL/kg。常用非离子型造影剂,碘含量 300 mg/mL 或 350 mg/mL,心脏常用 370 mg/mL。

2)注射速率　一般为 2.5~4.0 mL/s。

3)扫描开始时间　在开始注射造影剂后 25~30 s 做动脉期扫描,55~60 s 做静脉期扫描。

4)扫描程序、体位与平扫相同。

(3)开始扫描

(4)退出患者

(5)图像后处理及存储

1)依次顺序摄取定位片、平扫和增强扫描图像。

2)重建算法　①肺窗:胸或肺重建算法。②纵隔窗:标准算法。③骨窗:骨重建算法。

3)肺窗　窗位-500~-650 HU,窗宽 1000~1500 HU。

4)纵隔窗　窗位 35~40 HU,窗宽 250~300 HU。

5)若要了解肋骨、胸椎等骨质情况,需用骨窗。窗位 500~600 HU,窗宽 1 000~2 000 HU。

6)将扫描图像传输至 PACS 系统存储。

7)如需照片,应将图像推至拍片程序,调整好大小及位置,按要求做必要的图像重建,排版优美、合理,点击照片按键完成拍片,打印出片。

8)填写各项技术记录并认真签名。

【实训记录】

扫描部位	扫描范围	扫描方式	扫描参数	扫描层/mm	肺窗/HU	纵隔窗/HU	骨窗/HU
				层厚:	窗位: 窗宽:	窗位: 窗宽:	窗位: 窗宽:
				层距:	重建算法:	重建算法:	重建算法:

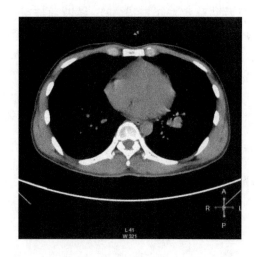 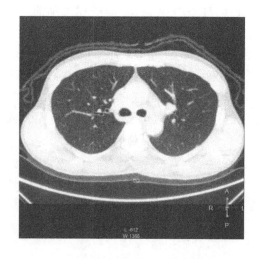

【实训讨论】

1. 对于不能屏气足够长时间的患者,应该如何进行检查?

2. 何种情况下要用俯卧位检查?

【思考与练习】

1. 控制图像噪声应采用哪些技术?

2. 部分容积效应的概念是什么? 控制部分容积效应,应采用哪些技术?

任务三　腹部及盆腔 CT 扫描检查技术

【实训目标】

通过本次实训,使学生掌握 CT 机基本操作要领、图像处理及注意事项,掌握腹部及盆腔 CT 平扫和常规增强扫描的操作技术及图像重建技术。

【知识目标】

熟悉 CT 设备构造,掌握 CT 体层扫描基本原理,掌握腹部及盆腔断层影像解剖,了解腹部及盆腔常见疾病 CT 影像学表现,能准确辨认腹部及盆腔 CT 各组织断层影像。

【能力目标】

掌握 CT 机的基本操作程序及操作注意事项,掌握腹部及盆腔 CT 平扫和常规增强扫描的体位操作要点和基本操作技能,熟悉基本的 CT 图像重建及重组技术。

【素质目标】

养成严谨认真的工作作风,掌握系统、规范的操作标准,培养良好的工作习惯及团队协作精神。培养学生用实事求是的科学态度观察、分析和解决问题的能力;用理论联系实践的方法学习后续课程。爱护仪器、设备。

【实训原理】

CT 是用 X 线束(高度准直)对人体检查部位一定厚度的层面进行扫描,由探测器接收、测定透过该层面的 X 线量,转变为可见光后,由光电转换器转变为电信号,再经模/数转换器转为数字信号,输入计算机处理,得到该层面各单位容积(体素)的 X 线吸收值,后经数/模转换器转化为数字信息和 CT 图像。此图像再摄于胶片或其他介质存储。

平扫是指不用造影剂增强或造影的扫描。增强扫描是指静脉注射离子型或非离子型碘造影剂后的扫描。造影剂进入体内后在各部位的数量和分布,常依不同组织器官及其病变的内部结构(主要为血管结构)的特点呈现一定的密度和形态差异,增加了与周围组织的对比分辨率,并依据其强化特点,增强扫描显著地改善了某些器官 CT 检查的分辨率,提高了诊断准确率。

螺旋 CT 扫描,就是在扫描的同时,患者随扫描床匀速运动,而 X 线管球和探测器组不间断地快速连续 360°旋转,连续产生 X 线,同时探测器组连续采集数据,如此扫描若干周后,其结果是球管相对患者的扫描轨迹是一螺旋形路径,故称为 CT 螺旋容积扫描。

【实训器材】

CT 机;增强扫描时用高压注射装置(即高压注射器);激光相机;激光胶片;PACS 系统;观片灯。

【实训步骤】

1. CT 设备准备

(1)开机(注意总电源开关、稳压电源开关并观察电压值、CT 控制台电源)。

(2)设备自检,注意自检过程异常提示,并要求认真记录,以便调整。

(3)球管加温。

(4)空气校准,认真记录异常提示,以便调整。

2. 患者准备

(1)认真核对 CT 检查申请单,了解病情,明确检查目的和要求。

(2)核对患者是否做好相应胃肠道、盆腔检查准备及近期是否做过钡餐检查。

(3)做好解释工作,消除患者的紧张心理,取得患者合作。

(4)做 CT 检查的患者应更衣、换鞋,防止灰尘带入机房。

(5)去除患者胸腹部、盆腔部位高密度和金属异物等,避免伪影干扰。

(6)对增强扫描者,按造影剂使用要求准备。

(7)对婴幼儿、外伤、意识不清及躁动不安的患者,可根据情况给予镇静剂或给予麻醉,以减少运动伪影和提高扫描层面的准确性。

(8)训练患者呼吸和屏气要领,争取最佳配合。

3. 检查方法及扫描参数

(1)平扫

1)扫描体位 ①腹部检查:患者仰卧于扫描床,两臂上举抱头,腹部正中矢状层面垂直于扫描床平面并与床面长轴的中线重合,前后中线位于腹部前后径中线。②盆腔检查:患者仰卧于扫描床,两臂上举抱头,盆腔正中矢状层面垂直于扫描床平面并与床面长轴的中线重合,前后中线位于盆腔前后径中线。

2)扫描定位(不同机器略有差别) ①腹部扫描:利用机器所带的定位标志定位,正中线定位灯线与体部中线重合,横线定位灯线与脐部重合,侧线定位灯线与腋中线重合。②盆腔扫描:利用机器所带的定位标志定位,正中定位灯线与身体正中矢状线重合,横线定位灯线与耻骨联合下 50 cm 处重合,侧线定位灯线与身体侧前后中线重合。

3)输入患者信息 输入患者姓名、性别、年龄、ID 编号、部位等。

4)选择检查程序 ①摄取腹部和盆腔正位定位片。②扫描方式:螺旋扫描。③扫描范围:a. 肝、脾,自膈顶扫至肝右叶下缘,脾大者应扫描至脾下缘。b. 胆囊、胰腺自肝门上方扫至胰腺钩突下缘十二指肠水平段。c. 肾,自肾上腺区至肾下极下缘。d. 肾上腺,自肾上腺上缘至肾门平面(5 mm 以下薄层),有时视需要扫至腹主动脉分叉部。e. 胃和十二指肠,自膈顶扫至脐部,部分视需要扫至盆腔。f. 小肠,可行病变局部扫描,病变部位不明确时应行全腹部扫描。g. 腹膜腔和腹膜后病变,可行病变局部扫描,病变部位不明确时应自膈顶向下扫至髂嵴水平。h. 盆腔,自髂骨嵴水平向下扫至耻骨联合下缘。

5)扫描层厚 肝、脾、肾,5 ~ 10 mm(多排螺旋 CT 层更薄);胆囊、胰腺,2 ~ 3 mm;肾上腺,1 ~ 2 mm;盆腔常规,5 ~ 10 mm;前列腺、精囊、子宫、附件,可用 3 ~ 5 mm(多排螺旋 CT 层更薄)。

6)扫描层距 肝、脾、肾,5 ~ 10 mm;胆囊、胰腺,2 ~ 3 mm;肾上腺,1 ~ 2 mm;盆腔常规,5 ~ 10 mm;前列腺、精囊、子宫、附件,可用 3 ~ 5 mm(多排螺旋 CT 连续扫描,选择适当螺距比例)。

7)扫描参数 根据 CT 机型设定。

(2)增强扫描

1)造影剂用量 1.5 ~ 2.0 mL/kg。

2)注射速度 2.5 ~ 4.0 mL/s。

3)扫描开始时间 肝增强三期扫描,在开始注射造影剂后 25 ~ 30 s 做动脉期扫描,55 ~ 60 s 做门脉期扫描,90 s 做静脉期扫描,3 ~ 5 min 延迟扫描。

4)扫描程序、体位与平扫相同。

(3)开始扫描 嘱患者做吸气屏气,闭气后重复平扫程序。

(4)退出患者 略。

(5)图像后处理及存储

1)依次顺序摄取定位、平扫和增强图像。

2)将连续扫描的 CT 容积数据载入三维重建程序。

3)肝窗,窗位 45 ~ 60 HU,窗宽 100 ~ 250 HU。

4)胰腺窗,窗位 35 ~ 50 HU,窗宽 250 ~ 350 HU。

5)肾窗,窗位 35 ~ 45 HU,窗宽 250 ~ 350 HU。

6)肾上腺窗,窗位 30 ~ 45 HU,窗宽 250 ~ 350 HU。

7)腹膜腔和腹膜后窗,窗位 35 ~ 45 HU,窗宽 300 ~ 400 HU。

8)盆腔窗,窗位 35 ~ 40 HU,窗宽 250 ~ 350 HU。

9）腹部增强图像和照相时，应将窗位值增加 10～20 HU。

10）将扫描图像传输至 PACS 系统存储。

11）如需照片，将图像推至拍片程序，调整好大小及位置，按要求做必要的图像重建，排版优美、合理，点击照片按键完成拍片，打印出片。

12）填写各项技术记录并认真签名

【实训记录】

扫描部位	扫描范围	扫描方式	扫描参数	扫描层 /mm	窗 /HU
肝脏				层厚： 层宽：	窗位： 窗宽：
胰腺				层厚： 层宽：	窗位： 窗宽：
肾脏				层厚： 层宽：	窗位： 窗宽：
肾上腺				层厚： 层宽：	窗位： 窗宽：
腹膜腔腹膜后				层厚： 层宽：	窗位： 窗宽：
盆腔				层厚： 层宽：	窗位： 窗宽：

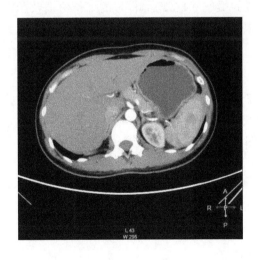 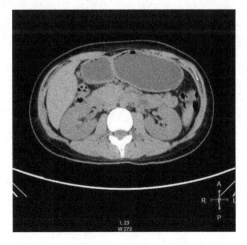

【实训讨论】

1. 男性和女性患者在进行盆腔 CT 检查前要做哪些准备？

2.腹部 CT 检查前要做哪些胃肠道准备?

【思考与练习】

1.腹部不同部位病变,应该如何选择 CT 扫描方式?

2.总结肝脏多期增强扫描操作要点。

任务四　脊柱 CT 扫描检查技术

【实训目标】

通过本次实训,使学生掌握 CT 机基本操作要领、图像处理及注意事项,掌握颈椎、胸椎、腰椎 CT 平扫的操作技术及图像重建技术。

【知识目标】

熟悉 CT 设备构造,掌握 CT 体层扫描基本原理,掌握颈椎、胸椎、腰椎断层影像解剖,了解脊柱序列常见疾病 CT 影像学表现,能准确辨认颈椎、胸椎、腰椎 CT 各组织断层影像。

【能力目标】

掌握 CT 机的基本操作程序及操作注意事项,掌握颈椎、胸椎、腰椎 CT 平扫和常规增强扫描的体位操作要点和基本操作技能,熟悉基本的 CT 图像重建及重组技术。

【素质目标】

养成严谨认真的工作作风,掌握系统、规范的操作标准,培养良好的工作习惯及团队协作精神。培养学生用实事求是的科学态度观察、分析和解决问题的能力;用理论联系实践的方法学习后续课程。爱护仪器、设备。

【实训原理】

CT 是用 X 线束(高度准直)对人体检查部位一定厚度的层面进行扫描,由探测器接收、测定透过该层面的 X 线量,由光电转换器转变为电信号,再经模/数转换器转为数字信号,输入计算机处理,此数字信号可转换成图像再摄于胶片或其他介质存储,并以数字信号形式(DICOM)传输。

平扫是指不用造影剂增强或造影的扫描(脊柱与周期软组织具有自然高的对比,常用平扫)。

【实训器材】

CT 机;激光相机;激光胶片;PACS 系统;观片灯。

【实训步骤】

1.CT 设备准备

(1)开机(注意总电源开关、稳压电源开关并观察电压值、CT 控制台电源)。

（2）设备自检,注意自检过程异常提示,并要求认真记录,以便调整。

（3）球管加温。

（4）空气校准,认真记录异常提示,以便调整。

2. 患者准备

（1）认真核对 CT 检查申请单,了解病情,明确检查目的和要求。

（2）做好解释工作,消除患者的紧张心理,取得患者合作,嘱患者在检查期间保持体位不动。

（3）做 CT 检查的患者应更衣、换鞋,防止灰尘带入机房。

（4）扫描前去除患者扫描野部位金属物（饰）品等,避免伪影干扰。

（5）对婴幼儿、外伤、意识不清及躁动不安的患者,可根据情况给予镇静剂或给予麻醉,以减少运动伪影和提高扫描层面的准确性。

3. 检查方法及扫描参数

（1）平扫

1）扫描体位 ①颈椎:仰卧位,头部稍后仰,两肩放松,两上臂置于身体两侧。②胸椎:仰卧于扫描床,两臂上举抱头,使患者胸部正中矢状面与扫描床平面垂直,并与床面长轴的中线重合。③腰椎:仰卧于扫描床,两臂上举抱头,盆腔正中矢状层面垂直于扫描床平面并与床面长轴的中线重合。双下肢屈曲,双足平踏床面上。④腰椎椎间盘:同腰椎体位。

2）扫描定位 利用机器所带的定位标志定位,不同机器略有差别。①颈椎:利用机器所带的定位标志定位,水平定位线对准外耳孔,矢状定位线与患者正中矢状面重合,下部达第一胸椎。②胸椎:利用机器所带的定位标志定位,水平定位线对准腋中线,矢状定位线与患者正中矢状面重合,上定位线对准下颌骨,或按临床要求以胸椎为中心定上下扫描范围。③腰椎:利用机器所带的定位标志定位,水平定位线对准身体侧中线上,矢状定位线与患者正中矢状面重合,上平第 12 胸椎,下平第 1 骶椎。

3）输入患者信息 输入患者姓名、ID 编号、性别、年龄、部位等。

4）选择检查程序 ①扫描方式:横断面连续平扫。②扫描范围:a. 颈椎,扫侧位定位片,扫描范围视临床要求而定。b. 胸椎椎体,定位像应含第 5 腰椎及第 1 骶椎,或包含第 1 颈椎、第 2 颈椎。扫描范围视临床要求而定。c. 腰椎椎体,扫侧位定位像,扫描范围视临床要求而定。d. 腰椎椎间盘,扫侧位定位像,应包括第 3 腰椎 ~ 第 4 腰椎、第 4 腰椎 ~ 第 5 腰椎、第 6 腰椎 ~ 第 1 骶椎三个椎间隙层面,一般每个椎间盘扫 3 ~ 5 层,包括椎间盘及其上下椎体的终板,中间至少一个层面穿过椎间隙,且包括椎体前后缘。③扫描层厚:颈椎 2 ~ 3 mm;胸椎椎体 3 ~ 5 mm;腰椎椎体 3 ~ 5 mm;腰椎椎间盘 1 ~ 2 mm。④扫描层距:颈椎 2 ~ 3 mm;胸椎椎体 3 ~ 5 mm;腰椎椎体 3 ~ 5 mm;腰椎椎间盘 1 ~ 2 mm。多排螺旋 CT 连续扫描,选择适当螺距比例。⑤扫描参数:根据 CT 机型内预设定或重新修订参数,主要包括:层厚、层距、kV、mA、重建算法、显示野（FOV）等。

（2）开始扫描

（3）退出患者

（4）图像后处理及存储

1）依次顺序拍摄定位片、平扫图像。

2）重建算法，观察骨结构时采用骨重建法，观察脊髓及软组织时采用软组织重建算法或标准重建算法，观察椎间盘时采用标准重建算法。

3）软组织窗，窗位 40～60 HU，窗宽 250～300 HU。

4）骨窗，窗位 250～350 HU，窗宽 1 000～1 500 HU。

5）椎间盘窗，窗位 50～80 HU，窗宽 500～700 HU。

6）将扫描图像传输至 PACS 系统存储。

7）如需照片，将图像推至拍片程序，调整好大小及位置，按要求做必要的图像重建，排版优美、合理，点击照片按键完成拍片，打印出胶片。

8）填写各项技术记录并认真签名。

【实训记录】

扫描部位	扫描范围	扫描方式	扫描参数	扫描层/mm	软组织窗/HU	骨窗/HU	椎间盘窗/HU
				层厚：	窗位： 窗宽：	窗位： 窗宽：	窗位： 窗宽：
				层距：	重建算法：	重建算法：	重建算法：

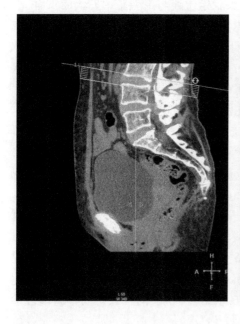
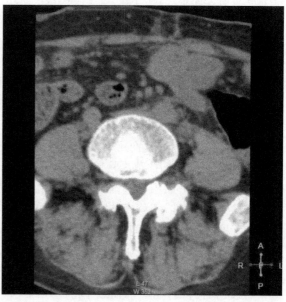

【实训讨论】

1. 外伤等危重患者无法正常摆位时，CT 扫描如何正确定位？

2.腰椎椎间盘突出的 CT 影像学表现是什么?

【思考与练习】

1.X 线平片与 CT 在脊椎骨折检查中的价值对比分析是什么?

2.脊椎各部位扫描常用的重建方式有哪些?

项目七　MRI 扫描检查技术

【检查前准备】

1. 认真核对磁共振成像(MRI)检查申请单,核对患者一般资料,如姓名、性别、年龄、体重等,了解病情,明确检查部位、检查目的和要求,对上述各项不详的申请单,应与临床申请医师核准确认,避免检查时发生差错。

2. 详细询问并确认患者无磁共振成像检查的禁忌证,并叮嘱患者认真仔细阅读检查注意事项,并按要求准备。

3. 进入检查室之前,应除去患者身体及衣物上所有可能影响检查结果、危及生命安全和(或)造成损坏的物品,如活动义齿、发卡、钥匙、硬币、手表、小刀、耳环、项链、戒指、磁卡、手机等磁性物质及电子器件。

4. 给患者认真讲解检查的过程,告知患者检查所需的大概时间长短,检查时设备所产生的噪声,叮嘱患者在检查过程中若无特殊情况不要随意运动。并训练呼吸动作,尽可能消除恐惧心理,争取患者的配合,从而达到最佳的检查效果。若有不适,可通过话筒和工作人员联系。

5. 腹部及盆腔检查的患者,应向患者说明胃肠道准备的方法,对子宫内置有金属节育环而又必须进行检查的患者,应叮嘱患者先取出节育环再行检查。乳腺磁共振成像检查前,还应了解患者的月经情况,月经前后 1 周左右不宜进行增强扫描。

6. 烦躁不安、幽闭恐惧症、婴幼儿患者,根据情况适量应用镇静剂或麻醉药物,以提高检查的成功率,但必须在相关医务人员的指导和陪同下进行,以免发生意外。

7. 急、危、重症患者一般不常规做磁共振成像检查,因病情需要必须做该项检查的患者,应在临床医师的陪同下进行,并备齐所有急救药品及抢救设备,以便发生意外时能及时开展抢救工作。

【检查禁忌证】

1. 装有心脏起搏器的患者。

2. 使用带金属的各种抢救用具而不能去除者。

3. 各种手术后体内留有金属夹子者,如颅脑手术后有动脉夹存留的患者。

4. 体内有磁性物质的患者,如金属异物、枪炮弹片存留者。

5. 心脏手术后有人工金属瓣膜者。

6. 金属假肢、金属关节等置换的患者。

7. 有胰岛素泵、神经刺激器患者。

8.早期妊娠(3个月内)的妇女应避免进行磁共振成像检查。

【检查适应证】

1.中枢神经系统疾病　MRI 检查多方位扫描、成像参数多、成像序列多、软组织分辨力高,对中枢神经系统疾病(如脑肿瘤、脑转移瘤、颅内感染、脑血管病变、脑白质病变、脑发育畸形、脑挫裂伤、颅内亚急性出血、颅内慢性出血及脊髓肿瘤、感染、脊髓外伤等)的定位定性诊断极其优越,是中枢神经系统疾病(颅骨骨折及颅内急性出血除外)的最佳影像学检查方法。

2.颅颈移行区病变　由于 MRI 检查具有无骨伪影干扰和多方位成像的特点,对后颅凹、小脑、延髓及颅颈交界区病变显示具有明显优势。

3.颈部病变　因 MRI 对软组织具有较高的分辨力和血管表现为流空效应的特点,可清晰显示咽、喉、甲状腺、颈部淋巴结、颈部肌肉等,对颈部病变的显示有重要的价值。

4.胸部病变　一般肺内的钙化性病变及非团块状病变不提倡 MR 检查,但在 MR 图像上,因为纵隔内血管的流空效应表现为低信号,纵隔内的脂肪表现为高信号,可形成良好的对比,所以 MRI 对纵隔及肺门肿大淋巴结、占位性病变的显示有较大的价值。

5.心脏大血管病变　由于流空效应,MRI 可直接显示心脏大血管内腔,对心肌病变、心包病变、某些先天性心脏病、主动脉瘤、主动脉夹层动脉瘤等显示较好,但由于心脏大血管具有周期性搏动,会产生搏动伪影干扰,用心电门控触发技术方可得到较好的图像。

6.肝及胆系病变　MRI 扫描对肝脏疾病诊断及鉴别诊断具有较大的价值,如肝囊肿、肝海绵状血管瘤、肝癌、肝转移癌等。MR 胰胆管成像对胆囊及胆道系统疾病的显示有类似 ERCP 的效果。为避免产生呼吸运动伪影,常用呼吸门控技术提高影像清晰度。

7.肾及输尿管病变　在 MR 图像上,肾与肾周脂肪组织、肾实质与肾盂内尿液可形成良好的对比,可较好的显示肾的形态及肾结构,对肾脏疾病的诊断具有重要价值。MR尿路成像对肾盂、输尿管、膀胱的显示近似 IVP,对输尿管梗阻、狭窄的诊断具有重要意义。

8.胰腺病变　因胰腺周围有脂肪组织与之形成对比,MRI 扫描可显示胰腺及胰腺导管,对胰腺疾病的显示有一定的意义,MRCP 对胰腺疾病的诊断有所帮助。

9.盆腔病变　由于盆腔不受呼吸运动的影响,MRI 扫描可获得清晰的多方位图像,容易对盆腔血管、淋巴结进行辨别,是盆腔肿瘤、炎症、子宫内膜异位症、前列腺癌、前列腺增生、转移瘤等盆腔疾病最佳的影像学检查方法。

10.四肢骨、脊柱、关节及软组织病变　MRI 有助于发现早期病变,如骨髓炎、软组织内肿瘤、血管畸形、缺血坏死、关节软骨损伤、关节软骨变性、骨转移瘤、骨挫伤、关节腔积液、韧带损伤等。

任务一　颅脑 MRI 扫描检查技术

【实训目标】

掌握颅脑 MRI 检查的适应证、禁忌证;了解 MRI 设备的操作方法,熟悉颅脑 MRI 扫描操作技术。

【知识目标】

熟练掌握颅脑影像解剖,了解颅脑常见疾病 MRI 影像学表现,学会看颅脑 MRI 图像;了解 MRI 设备的组成,MRI 基本原理;掌握 MRI 检查适应证、禁忌证,认识颅脑线圈,MRI 检查的安全要求。

【能力目标】

了解 MRI 成像设备的操作规程、检查注意事项等。熟悉颅脑 MRI 扫描及增强的体位操作要点及设备操作技术,并能进行 MRI 图像后处理,说明颅脑 MRI 图像在临床的应用价值。

【素质目标】

培养严谨认真的工作作风,掌握系统、规范的操作标准,培养良好的工作习惯及团队协作精神。培养良好的医德医风。培养学生用实事求是的科学态度观察、分析和解决问题的能力;用理论联系实践的方法学习后续课程。爱护仪器、设备。

【实训原理】

当处于静磁场中的物质受到电磁波的激励时,如果射频电磁波的频率与静磁场强度的关系满足拉莫尔方程,则组成物质的一些原子核会发生共振,即所谓磁共振。这里,原子核吸收射频电磁波的能量,当射频电磁波撤掉后,吸收了能量的原子核又会把这部分能量释放出来,即发射所谓核磁共振信号。通过测量和分析这种共振信号,可以得到物质结构中的许多化学和物理信息。

【实训器材】

超导型磁共振机 1 台。

【适应证】

1. 颅脑外伤(尤其适用于 CT 检查阴性者)。

2. 脑血管疾病,如脑梗死、脑出血。

3. 颅内占位性病变,如颅内良性肿瘤、恶性肿瘤。

4. 脑先天性发育异常。

5. 颅内压增高、脑积水、脑萎缩。

6. 颅内感染。

7. 脑白质病。

8.颅骨骨源性疾病。

【实训方法及程序】

1.平扫

（1）输入患者信息 输入患者的姓名、性别、年龄、部位等。

（2）检查体位 患者仰卧于检查床上,头置于颅脑线圈内,头侧先进,人体长轴与床长轴一致,双手置于身体两旁。头颅正中矢状位尽可能与线圈纵轴保持一致,并垂直于床面。

（3）成像中心 眉间线位于线圈横轴中心、移动床面位置,使十字定位灯的纵横交点对准线圈纵横轴中点,即以线圈中心为采集中心,锁定位置,并送至磁场中心。

（4）扫描方法

1）定位成像 采用快速成像序列,同时做冠、矢、轴三方向定位图。在定位图上确定扫描基线和扫描范围。

2）成像范围 从颅底至颅顶,20~25 cm,可根据临床检查要求设定扫描范围及成像野。

3）成像序列 自旋回波脉冲 SE 序列或 FSE、反转恢复脉冲序列 IR、回波平面成像 EPI 序列,常规行横断面 T_1WI、T_2WI、FLAIR、DWI、矢状和（或）冠状位 T_1WI。

4）成像野（FOV） 20~25 cm。可根据临床检查要求设定扫描范围及成像野。

5）成像间距 为相应层面的10%~50%。

6）成像层厚 5~10 mm。

7）矩阵 256×512。

2.增强扫描

（1）常规静脉注射法 注射完造影剂后即开始增强扫描,成像程序一般与平扫 T_1WI 序列相同,常规做横断面、矢状面和（或）冠状面 T_1WI。

（2）高压注射器注射法 静脉团注造影剂,同时进行同步同层快速 T_1WI 动态扫描,根据需要进行横断面或矢状面、冠状面扫描,部分病例可在增强后加延迟扫描。

【实训记录】

记录实训操作步骤、设备型号、图像分析结果,书写实训报告。

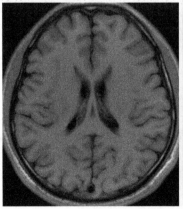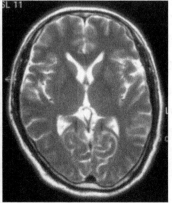

正常颅脑 T_1WI 及 T_2WI 水平位扫描

【实训讨论】

1.颅脑 MRI 检查常规扫描方位有哪些?

2.MRI 与 CT 相比较的优势有哪些?

【思考与练习】

1.颅脑 MRI 检查的适应证有哪些?

2.急性期脑出血患者是否适合进行磁共振成像检查?亚急性期及慢性期脑出血患者是否适合进行磁共振成像检查?

任务二　胸部 MRI 扫描检查技术

【实训目标】

掌握 MRI 检查的适应证、禁忌证;了解 MRI 设备的操作方法,熟悉胸部 MRI 扫描操作技术。

【知识目标】

熟练掌握胸部影像解剖,了解胸部常见疾病 MRI 影像学表现,学会看胸部 MRI 图像;了解 MRI 成像设备的组成,MRI 成像基本原理;认识体部线圈、相控阵线圈及 MRI 检查的安全要求。

【能力目标】

了解 MRI 成像设备的操作规程、检查注意事项等。熟悉胸部 MRI 扫描及增强的体位操作要点及设备操作技术,并能进行 MRI 图像后处理,说明胸部 MRI 图像在临床的应用价值。

【素质目标】

培养严谨认真的工作作风,掌握系统、规范的操作标准,培养良好的工作习惯及团队协作精神。培养良好的医德医风。培养学生用实事求是的科学态度观察、分析和解决问题的能力;用理论联系实践的方法学习后续课程。爱护仪器、设备。

【实训原理】

当处于静磁场中的物质受到电磁波的激励时,如果射频电磁波的频率与静磁场强度的关系满足拉莫尔方程,则组成物质的一些原子核会发生共振,即所谓磁共振。这里,原子核吸收射频电磁波的能量,当射频电磁波撤掉后,吸收了能量的原子核又会把这部分能量释放出来,即发射所谓核磁共振信号。通过测量和分析这种共振信号,可以得到物质结构中的许多化学和物理信息。

【实训器材】

超导型磁共振机 1 台。

【适应证】

1.肺部良性肿瘤、恶性肿瘤和肿瘤样病变的诊断及鉴别诊断。

2.纵隔肿瘤、淋巴结肿大和大血管病变的诊断及鉴别诊断。

3.肺血管性病变的诊断和鉴别诊断。

4.胸部手术后疗效的评价。

【实训方法及程序】

1.平扫

(1)输入患者信息　输入患者的姓名、性别、年龄、编号等。

(2)检查体位　患者仰卧在检查床上,头侧先进,人体长轴与床长轴一致,双手置于身体两旁。依据设备情况采用呼吸触发及门控技术,采集数据。

(3)成像中心　胸部线圈横轴中心对准胸部中点、移动床面位置,使十字定位灯的纵横交点对准胸部中点,即以线圈中心为采集中心,锁定位置,并送至磁场中心。

(4)扫描方法

1)定位成像　采用快速成像序列,同时做冠、矢、轴三方向定位图。在定位图上确定扫描基线和扫描范围。

2)成像范围　自胸廓入口至肺下界。

3)成像序列　SE 序列或 FSE,做横断面 T_1WI、T_2WI,冠状面或矢状面 T_1WI。必要时根据病情需要辅以其他序列。

4)成像野(FOV)　35～40 cm。可根据临床检查要求设定扫描范围及成像野。

5)成像间距　为相应层面的 10%～20%。

6)成像层厚　5～10 mm。

7)矩阵　128×256 或 256×512 等。

2.增强扫描

(1)常规静脉注射法　注射完造影剂后即开始增强扫描,成像程序一般与平扫 T_1WI 序列相同,常规做横断面、矢状面和(或)冠状面 T_1WI。

(2)高压注射器注射法　静脉团注造影剂同时进行同步同层快速 T_1WI 动态扫描,根据需要进行横断面或矢状面、冠状面扫描,部分病例可在增强后加延迟扫描。

【实训记录】

记录实训操作步骤、图像分析结果,书写实训报告。

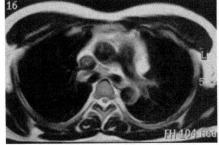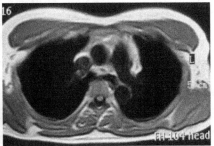

胸腺增生症 T_1WI 及 T_2WI 水平位图像

【实训讨论】

1. 如心脏大血管 MR 成像，应如何应用心电触发及门控技术？

2. 比较 MRI 与 CT 在胸部扫描中的优点、缺点。

【思考与练习】

1. 肺部磁共振成像检查的适应证有哪些？

2. 肺部感染能否行磁共振成像检查？

任务三　肝 MRI 扫描检查技术

【实训目标】

掌握 MRI 检查的适应证、禁忌证；了解 MRI 设备的操作方法，熟悉肝 MRI 扫描操作技术。

【知识目标】

熟练掌握肝脏影像解剖，了解肝脏常见疾病影像学表现，学会看肝 MRI 图像；了解 MRI 设备的组成，MRI 基本原理；认识腹部线圈及 MRI 检查的安全要求。

【能力目标】

了解 MRI 成像设备的操作规程、检查注意事项等。熟悉肝 MRI 扫描的体位操作要点及设备操作技术，并能进行 MRI 图像后处理，说明肝 MRI 图像在临床的应用价值。

【素质目标】

培养严谨认真的工作作风，掌握系统、规范的操作标准，培养良好的工作习惯及团队协作精神。培养良好的医德医风。培养学生用实事求是的科学态度观察、分析和解决问题的能力；用理论联系实践的方法学习后续课程。爱护仪器、设备。

【实训原理】

当处于静磁场中的物质受到电磁波的激励时，如果射频电磁波的频率与静磁场强度的关系满足拉莫尔方程，则组成物质的一些原子核会发生共振，即所谓磁共振。这里，原子核吸收射频电磁波的能量，当射频电磁波撤掉后，吸收了能量的原子核又会把这部分能量释放出来，即发射所谓核磁共振信号。通过测量和分析这种共振信号，可以得到物质结构中的许多化学和物理信息。

【实训器材】

超导型磁共振机 1 台。

【适应证】

1. 肝良性肿瘤、恶性肿瘤，如肝癌、肝血管瘤、肝转移瘤等。

2. 肝囊肿和囊肿性病变，如多囊肝、肝包虫病等。

3. 肝脓肿、肝结核和其他肝炎性肉芽肿等。

4. 肝局灶性结节状增生。

5. 各种原因所致的肝硬化（病毒性肝炎、血吸虫、酒精性等）

6. Budd-Chiari 综合征。

【实训方法及程序】

1. 平扫

（1）输入患者信息 输入患者的姓名、性别、年龄、编号等。

（2）检查体位 患者仰卧在检查床上，头侧先进，人体长轴与床长轴一致，双手置于身体两旁。可依据设备情况使用呼吸门控或膈肌导航技术，采集数据。

（3）成像中心 腹部线圈横轴中心对准脐与剑突连线的中点、移动床面位置，使十字定位灯的纵横交点对准脐与剑突连线的中点，即以线圈中心为采集中心，锁定位置，并送至磁场中心。

（4）扫描方法

1）定位成像 采用快速成像序列，同时做冠、矢、轴三方向定位图。在定位图上确定扫描基线和扫描范围。

2）成像范围 从膈顶到肝下缘。

3）成像序列 SE 序列或 FSE，做横断面 T_1WI、T_2WI，冠状面 T_1WI。必要时根据病情及磁共振设备条件辅以其他的成像序列。

4）成像野（FOV） 30～40 cm。可根据临床检查要求设定扫描范围及成像野。

5）成像间距 为相应层面的 10%～50%。

6）成像层厚 5～10 mm。

7）矩阵 128×256 或 256×512 等。

8）根据所使用全身磁共振机的性能决定呼吸触发或膈肌导航技术，提高图像质量。

2. 增强扫描

（1）常规静脉注射法 注射完造影剂后即开始增强扫描，成像程序一般与平扫 T_1WI 序列相同，常规做横断面、矢状面和（或）冠状面 T_1WI。

（2）高压注射器注射法 静脉团注造影剂，同时进行同步同层快速 T_1WI 动态扫描，根据需要进行横断面或矢状面、冠状面扫描，部分病例可在增强后加延迟扫描。

【实训记录】

记录实训操作步骤、图像分析结果，书写实训报告。

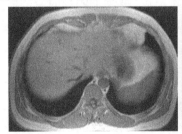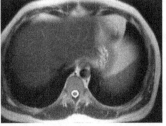

正常肝 T_1WI 及 T_2WI 水平位扫描

【实训讨论】

1. 肝脏 MRI 检查的适应证有哪些？

2. 肝癌与肝血管瘤的 MRI 表现有何不同？

【思考与练习】

如做肝动态增强扫描,常规分几期？ 每期有何不同影像表现？

任务四　腰椎 MRI 扫描检查技术

【实训目标】

掌握 MRI 检查的适应证、禁忌证;了解 MRI 设备的操作方法,熟悉腰椎 MRI 扫描操作技术。

【知识目标】

熟练掌握腰椎影像解剖,了解腰椎常见疾病影像学表现,学会看腰椎 MRI 图像;了解 MRI 设备的组成,MRI 基本原理;认识腰椎线圈及 MRI 检查的安全要求。

【能力目标】

了解 MRI 成像设备的操作规程、检查注意事项等。熟悉腰椎 MRI 扫描的体位操作要点及设备操作技术,并能进行 MRI 图像后处理,说明腰椎 MRI 图像在临床的应用价值。

【素质目标】

培养严谨认真的工作作风,掌握系统、规范的操作标准,培养良好的工作习惯及团队协作精神。培养良好的医德医风。培养学生用实事求是的科学态度观察、分析和解决问题的能力;用理论联系实践的方法学习后续课程。爱护仪器、设备。

【实训原理】

当处于静磁场中的物质受到电磁波的激励时,如果射频电磁波的频率与静磁场强度的关系满足拉莫尔方程,则组成物质的一些原子核会发生共振,即所谓磁共振。这里,原子核吸收射频电磁波的能量,当射频电磁波撤掉后,吸收了能量的原子核又会把这部分能量释放出来,即发射所谓核磁共振信号。通过测量和分析这种共振信号,可以得到物质结构中的许多化学和物理信息。

【实训器材】

超导型磁共振机 1 台。

【适应证】

1. 椎体退行性病变,包括椎间盘变性、膨出、突出,椎管狭窄、椎体滑脱等。

2. 椎体外伤,尤其是脊髓受压变形。

3.椎管肿瘤,包括髓内、髓外、硬膜下和硬膜外肿瘤。

4.椎体发育畸形,包括脊柱裂、脊膜膨出等。

5.椎体及脊髓感染性病变,包括脊柱结核。

6.椎体手术后随访观察。

7.椎体原发或转移性肿瘤。

【实训方法及程序】

1.平扫

(1)输入患者信息　输入患者的姓名、性别、年龄、编号等。

(2)检查体位　患者仰卧在检查床上,头侧先进。人体长轴与床长轴一致,双手置于身体两旁或胸前。腰椎正中矢状位尽可能与脊柱线圈纵轴保持一致,并垂直于床面。

(3)成像中心　应按照临床检查要求扫描中心。

(4)扫描方法

1)定位成像　采用快速成像序列,同时做冠、矢、轴三方向定位图。在定位图上确定扫描基线和扫描范围。

2)成像范围　可根据临床检查要求设定扫描范围及成像野。

3)成像序列　自旋回波脉冲 SE 序列或 FSE、反转恢复脉冲序列 IR、回波平面成像 EPI 序列,常规行矢状面 T_1WI、T_2WI、TIRM、轴位和(或)冠状位 T_2WI。

4)成像间距　为相应层面的 10% ~ 50% 。

5)成像层厚　3 ~ 5 mm。

6)矩阵　320×256 或 512×256。

2.增强扫描

(1)常规静脉注射法　注射完造影剂后即开始增强扫描,成像程序一般与平扫 T_1WI 序列相同,常规做横断面、矢状面和(或)冠状面 T_1WI。

(2)高压注射器注射法　静脉团注造影剂,同时进行同步同层快速 T_1WI 动态扫描,根据需要进行横断面或矢状面、冠状面扫描,部分病例可在增强后加延迟扫描。

【实训记录】

记录实训操作步骤、设备型号、图像分析结果,写出实训报告。

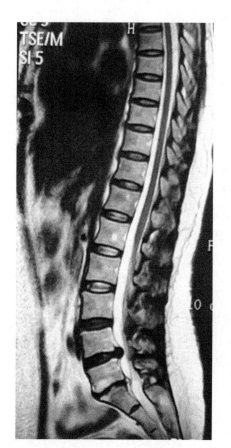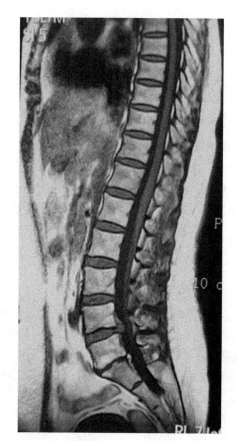

椎间盘突出 T_2WI 及 T_1WI 失状位位扫描

【实训讨论】

1.腰椎、骶椎 MRI 检查的适应证是什么?

2.腰椎、骶椎 MRI 检查的禁忌证是什么?

【思考与练习】

1.临床腰椎 MRI 扫描常用序列有哪些?

2.比较 MRI 与 CT 在临床应用中的优点和缺点。

第二部分

综合技能实训考核

考核一 肘关节正位摄影

影像申请单

男性,30 岁,车祸后 30 min。

主诉:左肘关节着地,现左侧肘关节软组织肿胀伴疼痛,活动受限。

申请检查部位:肘关节正位片。

目标:①掌握肘关节正位摄影的检查目的及摄影方法;②熟悉 X 线机操作及条件的选择;③观察 X 线图像,评价照片质量。

项目总分	考核内容	分值	评分标准	得分
准备质量标准(20 分)	1. 详细阅读申请单,核对患者姓名,明确摄影部位,选择摄影技术方式	6 分	未核对者扣 6 分	
	2. 接通电源,开机,调整电源电压,电源电压表一定要指示在正常范围内	6 分	缺一项扣 1 分	
	3. 选择相应规格胶片[20 cm×25 cm(8 in×10 in)],在暗室内将选择好的胶片装入暗盒[或选择 20 cm×25 cm(8 in×10 in)影像板]	4 分	不符合要求者扣 4 分	
	4. 清除被检者体表异物	4 分	未做扣 4 分	
操作质量标准(70 分)	1. 将铅字标记贴在暗盒面上后,把暗盒(或影像板)置于摄影床上	5 分	未做扣 5 分	
	2. 移动 X 线管,将焦-片距置于 80 cm 处。调整照射野,使照射野大小符合 20 cm×25 cm(8 in×10 in)	10 分	根据情况酌情扣分	
	3. 被检者坐于摄影床旁,被检侧肘关节伸直,掌面向上,肘部背侧在下,尺骨鹰嘴置于胶片中心,肩部放低,尽量使肘关节保持平行	20 分	缺一项扣 5 分	
	4. 中心线对准肱骨内外上髁连线中点,垂直于暗盒入射	5 分	未做扣 5 分	
	5. 根据摄影因素,选择合适曝光条件:45 ~ 50 kV、5 ~ 10 mAs	10 分	根据情况酌情扣分	
	6. 曝光前,观察被检者体位,嘱被检者肢体保持静止	8 分	未做扣 4 分	
	7. 按手闸曝光,曝光期间观察毫安表指示或者观察曝光指示灯是否正常	8 分	缺一项扣 4 分	
	8. 曝光结束注意记录摄影条件,将暗盒取出并送入暗室冲洗	4 分	未做扣 4 分	

续表

项目总分	考核内容	分值	评分标准	得分
图像后处理及存储质量标准(10分)	1.在暗室中将胶片从暗盒中取出,并用胶片夹夹好;把胶片放入显影桶内,注意观察影像的密度变化,但应尽量缩短观察时间和减少观察次数;停显、漂洗后置定影槽,定影20~30 min,水洗30 min,干燥处理(口述即可)	3分	根据情况酌情扣分	
	2.在CR影像读取系统计算机中录入被检者的基本信息后进入部位选择界面,点击被检体位所对应部位按钮,然后点击"OK"键,返回原界面	2分	不符合要求者扣2分	
	3.用条码扫描器对暗盒的条码窗口进行扫描。将扫描后的暗盒插入扫描主机,读取已记录的影像信息	1分	不符合要求者扣1分	
	4.通过计算机对已获取图像进行后处理。根据需要对处理后的图像进行裁切,并进行单幅或多幅排版显示	2分	根据情况酌情扣分	
	5.确认存储、传输或打印照片	1分	未做扣1分	
	6.退到主界面。操作完毕关机:先关CR扫描主机,后关计算机、打印机、X线机	1分	未做扣1分	

考核二　肘关节侧位摄影

影像申请单

男性,30 岁,车祸后 30 min。

主诉:左肘关节着地,现左侧肘关节软组织肿胀伴疼痛,活动受限。

申请检查部位:肘关节侧位片。

目标:①掌握肘关节侧位摄影的检查目的及摄影方法;②熟悉 X 线机操作及条件的选择;③观察 X 线图像,评价照片质量。

项目总分	考核内容	分值	评分标准	得分
准备质量标准 (20分)	1. 详细阅读申请单,核对患者姓名,明确摄影部位,选择摄影技术方式	6分	未核对者扣6分	
	2. 接通电源,开机,调整电源电压,电源电压表一定要指示在正常范围内	6分	缺一项扣1分	
	3. 选择相应规格胶片〔12.7 cm×17.7 cm(5 in×7 in)〕,在暗室内将选择好的胶片装入暗盒〔或选择20 cm×25 cm(8 in×10 in)影像板〕	4分	不符合要求者扣4分	
	4. 清除被检者体表异物	4分	未做扣4分	
操作质量标准 (70分)	1. 将铅字标记贴在暗盒面上后,把暗盒(影像板)置于摄影床上	5分	未做扣5分	
	2. 移动 X 线管,将焦-片距置于80 cm 处。调整照射野,使照射野大小符合12.7 cm×17.7 cm(5 in×7 in)	10分	根据情况酌情扣分	
	3. 被检者侧坐于摄影床旁,被检侧肘关节屈曲90°,尺侧在下,肩部尽量放低,与肘相平,掌面垂直于暗盒	15分	根据情况酌情扣分	
	4. 肱骨内上髁置于胶片中心	5分	未做扣5分	
	5. 中心线对准肱骨外上髁,垂直于暗盒入射	5分	不符合要求者扣5分	
	6. 根据摄影因素,选择合适的曝光条件:50~55 kV、5~10 mAs	10分	根据情况酌情扣分	
	7. 曝光前,观察被检者体位,嘱被检者肢体保持静止	8分	未做扣4分	
	8. 按手闸曝光,曝光期间观察毫安表指示或者观察曝光指示灯是否正常	8分	缺一项扣4分	
	9. 曝光结束注意记录摄影条件,将暗盒取出并送入暗室冲洗	4分	未做扣4分	

续表

项目总分	考核内容	分值	评分标准	得分
图像后处理及存储质量标准（10分）	1. 在暗室中将胶片从暗盒中取出，并用胶片夹夹好；把胶片放入显影桶内，注意观察影像的密度变化，但应尽量缩短观察时间和减少观察次数；停显、漂洗后置定影槽，定影 20～30 min，水洗 30 min，干燥处理（口述即可）	3分	根据情况酌情扣分	
	2. 在 CR 影像读取系统计算机中录入被检者的基本信息后进入部位选择界面，点击被检体位所对应部位按钮，然后点击"OK"键，返回原界面	2分	不符合要求者扣2分	
	3. 用条码扫描器对暗盒的条码窗口进行扫描。将扫描后的暗盒插入扫描主机，读取已记录的影像信息	1分	不符合要求者扣2分	
	4. 通过计算机对已获取图像进行后处理。根据需要对处理后的图像进行裁切，并进行单幅或多幅排版显示	2分	根据情况酌情扣分	
	5. 确认存储、传输或打印照片	1分	未做扣1分	
	6. 退到主界面。操作完毕关机：先关 CR 扫描主机，后关计算机、打印机、X 线机	1分	未做扣1分	

考核三 肩关节前后位摄影

影像申请单

女性,45 岁。

主诉:左侧肩关节疼痛 1 年,近 1 周疼痛加剧,活动受限。

申请检查部位:左肩关节前后位片。

目标:①掌握肩关节正位摄影的检查目的及摄影方法;②熟悉 X 线机操作及条件的选择;③观察 X 线图像,评价照片质量。

项目总分	考核内容	分值	评分标准	得分
准备质量标准(20分)	1. 详细阅读申请单,核对患者姓名,明确摄影部位,选择摄影技术方式	6 分	未核对者扣 6 分	
	2. 接通电源,开机,调整电源电压,电源电压表一定要指示在正常范围内	6 分	缺一项扣 1 分	
	3. 选择相应规格胶片[20 cm×25 cm(8 in×10 in)]在暗室内将选择好的胶片装入暗盒[或选择 20 cm×25 cm(8 in×10 in)影像板]	4 分	不符合要求者扣 4 分	
	4. 清除被检者体表异物	4 分	未做扣 4 分	
操作质量标准(70分)	1. 将铅字标记贴在暗盒面上后,把暗盒(影像板)置于摄影床上	5 分	未做扣 4 分	
	2. 移动 X 线管,将焦-片距置于 100 cm 处。调整照射野,使照射野大小符合 20 cm×25 cm(8 in×10 in)	10 分	根据情况酌情扣分	
	3. 被检者做好防护,仰卧于摄影床上或立于摄片架前(使用滤线栅)。对侧肩部稍前旋,使被检侧肩背部紧贴暗盒	10 分	根据情况酌情扣分	
	4. 肩胛骨喙突置于暗盒中心,被检侧手臂伸直,掌心向前,暗盒上缘超出肩部软组织 3 cm	10 分	根据情况酌情扣分	
	5. 中心线对准肩胛骨喙突,垂直于暗盒入射	5 分	不符合要求者扣 5 分	
	6. 根据摄影因素,选择合适的曝光条件:65～70 kV、30～35 mAs	10 分	根据情况酌情扣分	
	7. 曝光前,观察被检者体位,嘱被检者肢体保持静止	8 分	未做扣 4 分	
	8. 按手闸曝光,曝光期间观察毫安表指示或者观察曝光指示灯是否正常	8 分	缺一项扣 4 分	
	9. 曝光结束注意记录摄影条件,将暗盒取出并送入暗室冲洗	4 分	未做扣 4 分	

续表

项目总分	考核内容	分值	评分标准	得分
图像后处理及存储质量标准(10分)	1. 在暗室中将胶片从暗盒中取出,并用胶片夹夹好;把胶片放入显影桶内,注意观察影像的密度变化,但应尽量缩短观察时间和减少观察次数;停显、漂洗后置定影槽,定影 20 ~ 30 min,水洗 30 min,干燥处理(口述即可)	3分	根据情况酌情扣分	
	2. 在 CR 影像读取系统计算机中录入被检者的基本信息后进入部位选择界面,点击被检体位所对应部位按钮,然后点击"OK"键,返回原界面	2分	不符合要求者扣2分	
	3. 用条码扫描器对暗盒的条码窗口进行扫描。将扫描后的暗盒插入扫描主机,读取已记录的影像信息	1分	不符合要求者扣1分	
	4. 通过计算机对已获取图像进行后处理。根据需要对处理后的图像进行裁切,并进行单幅或多幅排版显示	2分	根据情况酌情扣分	
	5. 确认存储、传输或打印照片	1分	未做扣1分	
	6. 退到主界面。操作完毕关机:先关 CR 扫描主机,后关计算机、打印机、X 线机	1分	未做扣1分	

考核四　足正位摄影

影像申请单

男性,70 岁。

主诉:右足疼痛 1 周,行动障碍 1 d。右足背软组织肿胀。

申请检查部位:右足正位片。

目标:①掌握足正位摄影的检查目的及摄影方法;②熟悉 X 线机操作及条件的选择;③观察 X 线图像,评价照片质量。

项目总分	考核内容	分值	评分标准	得分
准备质量标准(25分)	1. 详细阅读申请单,核对患者姓名,明确摄影部位,选择摄影技术方式	6分	未核对者扣6分	
	2. 接通电源,开机,调整电源电压,电源电压表一定要指示在正常范围内	6分	缺一项扣1分	
	3. 选择相应规格胶片[20 cm×25 cm(8 in×10 in)],在暗室内将选择好的胶片装入暗盒[或选择20 cm×25 cm(8 in×10 in)影像板]	4分	不符合要求者扣4分	
	4. 清除被检者体表异物	4分	未做扣4分	
操作质量标准(70分)	1. 将铅字标记贴在暗盒面上后,把暗盒(影像板)置于摄影床上	5分	根据情况酌情扣分	
	2. 移动 X 线管,将焦–片距置于 80 cm 处。调整照射野,使照射大小符合 20 cm×25 cm(8 in×10 in)	10分	根据情况酌情扣分	
	3. 被检者做好防护,仰卧或坐于摄影床上,被检侧髋部和膝部屈曲,足底平踏于暗盒,第 3 跖骨基底部置于暗盒中心	15分	根据情况酌情扣分	
	4. 中心线对准第 3 跖骨基底部,垂直于暗盒;向足跟倾斜15°,对准第 3 跖骨基底部射入	10分	未做扣10分	
	5. 根据摄影因素,选择合适的曝光条件:50 ~ 55 kV、5 ~ 10 mAs	10分	根据情况酌情扣分	
	6. 曝光前,观察被检者体位,嘱被检者肢体保持静止	8分	未做扣8分	
	7. 按手闸曝光,曝光期间观察毫安表指示或者观察曝光指示灯是否正常	8分	缺一项扣4分	
	8. 曝光结束注意记录摄影条件,将暗盒取出并送入暗室冲洗	4分	未做扣4分	

续表

项目总分	考核内容	分值	评分标准	得分
图像后处理及存储质量标准(10分)	1. 在暗室中将胶片从暗盒中取出,并用胶片夹夹好;把胶片放入显影桶内,注意观察影像的密度变化,但应尽量缩短观察时间和减少观察次数;停显、漂洗后置定影槽,定影20~30 min,水洗30 min,干燥处理(口述即可)	3分	根据情况酌情扣分	
	2. 在CR影像读取系统计算机中录入被检者的基本信息后进入部位选择界面,点击被检体位所对应部位按钮,然后点击"OK"键,返回原界面	2分	不符合要求者扣2分	
	3. 用条码扫描器对暗盒的条码窗口进行扫描。将扫描后的暗盒插入扫描主机,读取已记录的影像信息	1分	不符合要求者扣1分	
	4. 通过计算机对已获取图像进行后处理。根据需要对处理后的图像进行裁切,并进行单幅或多幅排版显示	2分	根据情况酌情扣分	
	5. 确认存储、传输或打印照片	1分	未做扣1分	
	6. 退到主界面。操作完毕关机:先关CR扫描主机,后关计算机、打印机、X线机	1分	未做扣1分	

考核五 足内斜位摄影

影像申请单

男性,70 岁。

主诉:右足疼痛 1 周,行动障碍 1 d。右足背软组织肿胀。

申请检查部位:右足内斜位片。

目标:①掌握足正位摄影的检查目的及摄影方法;②熟悉 X 线机操作及条件的选择;③观察 X 线图像,评价照片质量。

项目总分	考核内容	分值	评分标准	得分
准备质量标准 (20 分)	1. 详细阅读申请单,核对患者姓名,明确摄影部位,选择摄影技术方式	6 分	未核对者扣 6 分	
	2. 接通电源,开机,调整电源电压,电源电压表一定要指示在正常范围内	6 分	缺一项扣 1 分	
	3. 选择相应规格胶片[20 cm×25 cm(8 in×10 in)],在暗室内将选择好的胶片装入暗盒[或选择 20 cm×25 cm(8 in×10 in)影像板]	4 分	不符合要求者扣 4 分	
	4. 清除被检者体表异物	4 分	未做扣 4 分	
操作质量标准 (70 分)	1. 将铅字标记贴在暗盒面上后,把暗盒(影像板)置于摄影床上	5 分	根据情况酌情扣分	
	2. 移动 X 线管,将焦–片距置于 80 cm 处。调整照射野,使照射野大小符合 20 cm×25 cm(8 in×10 in)	10 分	根据情况酌情扣分	
	3. 被检者坐于摄影床上,做好防护,被检侧髋部和膝部屈曲。第 3 跖骨基底部置于暗盒中心,向内倾斜足部,使足底内侧缘贴暗盒,外侧缘离开暗盒至足背与暗盒呈 45° 角	15 分	根据情况酌情扣分	
	4. 中心线对准第 3 跖骨基底部,垂直于暗盒入射	10 分	未做全扣	
	5. 根据摄影因素,选择合适的曝光条件:50 ~ 55 kV、5 ~ 10 mAs	10 分	根据情况酌情扣分	
	6. 曝光前,观察被检者体位,嘱被检者肢体保持静止	8 分	未做扣 8 分	
	7. 按手闸曝光,曝光期间观察毫安表指示或者观察曝光指示灯是否正常	8 分	缺一项扣 4 分	
	8. 曝光结束注意记录摄影条件,将暗盒取出并送入暗室冲洗	4 分	未做扣 4 分	

续表

项目总分	考核内容	分值	评分标准	得分
图像后处理及存储质量标准（10分）	1. 在暗室中将胶片从暗盒中取出,并用胶片夹夹好;把胶片放入显影桶内,注意观察影像的密度变化,但应尽量缩短观察时间和减少观察次数;停显、漂洗后置定影槽,定影 20～30 min,水洗 30 min,干燥处理(口述即可)	3分	根据情况酌情扣分	
	2. 在 CR 影像读取系统计算机中录入被检者的基本信息后进入部位选择界面,点击被检体位所对应部位按钮,然后点击"OK"键,返回原界面	2分	不符合要求者扣2分	
	3. 用条码扫描器对暗盒的条码窗口进行扫描。将扫描后的暗盒插入扫描主机,读取已记录的影像信息	1分	不符合要求者扣1分	
	4. 通过计算机对已获取图像进行后处理。根据需要对处理后的图像进行裁切,并进行单幅或多幅排版显示	2分	根据情况酌情扣分	
	5. 确认存储、传输或打印照片	1分	未做扣1分	
	6. 退到主界面。操作完毕关机:先关 CR 扫描主机,后关计算机、打印机、X 线机	1分	未做扣1分	

考核六 膝关节前后位摄影

影像申请单

男性,30岁,车祸后30 min。

主诉:左侧膝关节软组织肿胀,活动困难伴疼痛。

申请检查部位:左膝关节正位片。

目标:①掌握膝关节正位摄影的检查目的及摄影方法;②熟悉 X 线机操作及条件的选择;③观察 X 线图像,评价照片质量。

项目总分	考核内容	分值	评分标准	得分
准备质量标准(20分)	1.详细阅读申请单,核对患者姓名,明确摄影部位,选择摄影技术方式	6分	未核对者扣6分	
	2.接通电源,开机,调整电源电压,电源电压表一定要指示在正常范围内	6分	缺一项扣1分	
	3.选择相应规格胶片[25 cm×30 cm(10 in×12 in)]在暗室内将选择好的胶片装入暗盒[或选择25 cm×30 cm(10 in×12 in)影像板]	4分	不符合要求者扣4分	
	4.清除被检者体表异物	4分	未做扣4分	
操作质量标准(70分)	1.将铅字标记贴在暗盒面上后,把暗盒(影像板)置于摄影床上	5分	根据情况酌情扣分	
	2.移动 X 线管,将焦-片距置于80 cm 处。调整照射野,使照射野大小符合 25 cm×30 cm(10 in×12 in)	10分	根据情况酌情扣分	
	3.被检者仰卧或坐于摄影床上,被检侧下肢伸直,足尖向上稍内旋,腘窝贴近暗盒并置于暗盒被照范围中心	20分	根据情况酌情扣分	
	4.中心线对准髌骨下缘,垂直于暗盒入射	5分	未做扣5分	
	5.根据摄影因素,选择合适的曝光条件:50～55 kV、5～10 mAs	10分	根据情况酌情扣分	
	6.曝光前,观察被检者体位,嘱被检者肢体保持静止	8分	未做扣8分	
	7.按手闸曝光,曝光期间观察毫安表指示或者观察曝光指示灯是否正常	8分	缺一项扣4分	
	8.曝光结束注意记录摄影条件,将暗盒取出并送入暗室冲洗	4分	未做扣4分	

续表

项目总分	考核内容	分值	评分标准	得分
图像后处理及存储质量标准(10分)	1.在暗室中将胶片从暗盒中取出,并用胶片夹夹好;把胶片放入显影桶内,注意观察影像的密度变化,但应尽量缩短观察时间和减少观察次数;停显、漂洗后置定影槽,定影20~30 min,水洗30 min,干燥处理(口述即可)	3分	根据情况酌情扣分	
	2.在CR影像读取系统计算机中录入被检者的基本信息后进入部位选择界面,点击被检体位所对应部位按钮,然后点击"OK"键,返回原界面	2分	不符合要求者扣2分	
	3.用条码扫描器对暗盒的条码窗口进行扫描。将扫描后的暗盒插入扫描主机,读取已记录的影像信息	1分	不符合要求者扣1分	
	4.通过计算机对已获取图像进行后处理。根据需要对处理后的图像进行裁切,并进行单幅或多幅排版显示	2分	根据情况酌情扣分	
	5.确认存储、传输或打印照片	1分	未做扣1分	
	6.退到主界面。操作完毕关机:先关CR扫描主机,后关计算机、打印机、X线机	1分	未做扣1分	

考核七 膝关节侧位摄影

影像申请单

男性,30 岁,车祸后 30 min。

主诉:左侧膝关节软组织肿胀,活动困难伴疼痛。

申请检查部位:左膝关节侧位片。

目标:①掌握膝关节侧位摄影的检查目的及摄影方法;②熟悉 X 线机操作及条件的选择;③观察 X 线图像,评价照片质量。

项目总分	考核内容	分值	评分标准	得分
准备质量标准(20分)	1. 详细阅读申请单,核对患者姓名,明确摄影部位,选择摄影技术方式	6 分	未核对者扣6分	
	2. 接通电源,开机,调整电源电压,电源电压表一定要指示在正常范围内	6 分	缺一项扣1分	
	3. 选择相应规格胶片[25 cm×30 cm(10 in×12 in)]在暗室内将选择好的胶片装入暗盒[或选择 25 cm×30 cm(10 in×12 in)影像板]	4 分	不符合要求者扣4分	
	4. 清除被检者体表异物	4 分	未做扣4分	
操作质量标准(70分)	1. 将铅字标记贴在暗盒面上后,把暗盒(影像板)置于摄影床上	5 分	未做扣5分	
	2. 移动 X 线管,将焦-片距置于 80 cm 处。调整照射野,使照射野大小符合 25 cm×30 cm(10 in×12 in)	10 分	根据情况酌情扣分	
	3. 被检者侧卧于摄影床上,被检侧膝关节弯曲为135°角,外侧紧贴暗盒,踝部稍垫高,使膝部放平	15 分	根据情况酌情扣分	
	4. 髌骨下缘与腘窝折线连线中点置于暗盒中心,对侧下肢屈曲,置于被检侧下肢前方床面上	5 分	根据情况酌情扣分	
	5. 中心线对准髌骨下缘与腘窝折线连线中点,垂直于暗盒入射	5 分	未做扣5分	
	6. 根据摄影因素,选择合适的曝光条件:50 ~ 55 kV、5 ~ 10 mAs	10 分	根据情况酌情扣分	
	7. 曝光前,观察被检者体位,嘱被检者肢体保持静止	8 分	未做扣8分	
	8. 按手闸曝光,曝光期间观察毫安表指示或者观察曝光指示灯是否正常	8 分	缺一项扣4分	
	9. 曝光结束注意记录摄影条件,将暗盒取出并送入暗室冲洗	4 分	未做扣4分	

续表

项目总分	考核内容	分值	评分标准	得分
图像后处理及存储质量标准（10分）	1. 在暗室中将胶片从暗盒中取出,并用胶片夹夹好;把胶片放入显影桶内,注意观察影像的密度变化,但应尽量缩短观察时间和减少观察次数;停显、漂洗后置定影槽,定影 20～30 min,水洗 30 min,干燥处理(口述即可)	3分	根据情况酌情扣分	
	2. 在 CR 影像读取系统计算机中录入被检者的基本信息后进入部位选择界面,点击被检体位所对应部位按钮,然后点击"OK"键,返回原界面	2分	不符合要求者扣2分	
	3. 用条码扫描器对暗盒的条码窗口进行扫描。将扫描后的暗盒插入扫描主机,读取已记录的影像信息	1分	不符合要求者扣1分	
	4. 通过计算机对已获取图像进行后处理。根据需要对处理后的图像进行裁切,并进行单幅或多幅排版显示	2分	根据情况酌情扣分	
	5. 确认存储、传输或打印照片	1分	未做扣1分	
	6. 退到主界面。操作完毕关机:先关 CR 扫描主机,后关计算机、打印机、X 线机	1分	未做扣1分	

考核八 腰椎前后位摄影

影像申请单

男性,45 岁。

主诉:猛抬重物后腰部剧烈疼痛并向右下肢放射,在咳嗽后加重。

申请检查部位:腰椎正位片。

目标:①掌握腰椎前后位摄影的检查目的及摄影方法;②熟悉 X 线机操作及条件的选择;③观察 X 线图像,评价照片质量。

项目总分	考核内容	分值	评分标准	得分
准备质量标准 (20 分)	1. 详细阅读申请单,核对患者姓名,明确摄影部位,选择摄影技术方式	6 分	未核对者扣 6 分	
	2. 接通电源,开机,调整电源电压,电源电压表一定要指示在正常范围内	6 分	缺一项扣 1 分	
	3. 选择相应规格胶片[15 cm×38 cm(6 in×15 in)],在暗室内将选择好的胶片装入暗盒[或选择 30 cm×38 cm(12 in×15 in)]	4 分	不符合要求者扣 4 分	
	4. 清除被检者体表异物	4 分	未做扣 4 分	
操作质量标准 (70 分)	1. 将标记好的铅字反贴于暗盒边缘,移动 X 线管,将焦-片距置于 90 cm 处	7 分	根据情况酌情扣分	
	2. 将 X 线中心线对准床下滤线栅中心,调整照射野,使照射野大小符合 15 cm×38 cm(6 in×15 in),暗盒(影像板)置于摄影床下暗盒托盘内	10 分	根据情况酌情扣分	
	3. 被检者仰卧于摄影床上	3 分	未做扣 3 分	
	4. 双侧髋关节及膝关节屈曲,双足踏于床面,使腰部贴近床面	10 分	缺一项扣 4 分	
	5. 身体正中矢状线对正于床面中线;正中矢状面垂直于床面;下部胸椎和上部腰骶椎包括在片内	8 分	根据情况酌情扣分	
	6. 中心线对准脐上 3 cm 处,垂直于床面入射	8 分	未做扣 8 分	
	7. 根据摄影因素,选择合适的曝光条件:70 ~ 80 kV、40 ~ 45 mAs	8 分	根据情况酌情扣分	
	8. 曝光前,观察被检者体位,嘱被检者身体保持静止并屏气	5 分	未做扣 5 分	
	9. 按手闸曝光,曝光期间观察毫安表指示或者观察曝光指示灯是否正常	6 分	缺一项扣 3 分	
	10. 曝光结束注意记录摄影条件,将暗盒取出并送入暗室冲洗	5 分	未做扣 5 分	

续表

项目总分	考核内容	分值	评分标准	得分
图像后处理及存储质量标准（10分）	1. 在暗室中将胶片从暗盒中取出,并用胶片夹夹好;把胶片放入显影桶内,注意观察影像的密度变化,但应尽量缩短观察时间和减少观察次数;停显、漂洗后置定影槽,定影 20～30 min,水洗 30 min,干燥处理(口述即可)	3分	根据情况酌情扣分	
	2. 在 CR 影像读取系统计算机中录入被检者的基本信息后进入部位选择界面,点击被检体位所对应部位按钮,然后点击"OK"键,返回原界面	2分	不符合要求者扣2分	
	3. 用条码扫描器对暗盒的条码窗口进行扫描。将扫描后的暗盒插入扫描主机,读取已记录的影像信息	1分	不符合要求者扣1分	
	4. 通过计算机对已获取图像进行后处理。根据需要对处理后的图像进行裁切,并进行单幅或多幅排版显示	2分	根据情况酌情扣分	
	5. 确认存储、传输或打印照片	1分	未做扣1分	
	6. 退到主界面。操作完毕关机:先关 CR 扫描主机,后关计算机、打印机、X 线机	1分	未做扣1分	

考核九 腰椎侧位摄影

影像申请单

男性,45 岁。

主诉:猛抬重物后腰部剧烈疼痛并向右下肢放射,在咳嗽后加重。

申请检查部位:腰椎侧位片。

目标:①掌握腰椎侧位摄影的检查目的及摄影方法;②熟悉 X 线机操作及条件的选择;③观察 X 线图像,评价照片质量。

项目总分	考核内容	分值	评分标准	得分
准备质量标准(20分)	1. 详细阅读申请单,核对患者姓名,明确摄影部位,选择摄影技术方式	6 分	未核对者扣 6 分	
	2. 接通电源、开机,调整电源电压,电源电压表一定要指示在正常范围内	6 分	缺一项扣 1 分	
	3. 选择相应规格胶片[15 cm×38 cm(6 in×15 in)]在暗室内将选择好的胶片装入暗盒[或选择30 cm×38 cm(12 in×15 in)影像板]	4 分	不符合要求者扣 4 分	
	4. 清除被检者体表异物	4 分	未做扣 4 分	
操作质量标准(70分)	1. 将标记好的铅字反贴于暗盒边缘,移动 X 线管,将焦-片距置于 90 cm 处	7 分	根据情况酌情扣分	
	2. 将 X 线中心线对准床下滤线栅中心,调整照射野,使照射野大小符合 15 cm×38 cm(6 in×15 in),暗盒(影像板)置于摄影床下暗盒托盘内	10 分	根据情况酌情扣分	
	3. 被检者侧卧于摄影床上,两臂上举抱头,双下肢屈曲	3 分	未做扣 3 分	
	4. 身体冠状面垂直于床面,正中矢状面平行于床面(不平可在腰下垫棉垫)	8 分	缺一项扣 4 分	
	5. 腰椎棘突置于床中线外 5 cm 处或腰椎棘突置于照射野边缘以内 2 cm 处。下部胸椎和上部骶椎包括在片内	10 分	根据情况酌情扣分	
	6. 中心线对准髂嵴上缘3～5 cm 处,垂直于床面入射	8 分	未做扣 8 分	
	7. 根据摄影因素,选择合适的曝光条件:80～90 kV、50～60 mAs	8 分	根据情况酌情扣分	
	8. 曝光前,观察被检者体位,嘱被检者身体保持静止并屏气	5 分	未做扣 5 分	
	9. 按手闸曝光,曝光期间观察毫安表指示或者观察曝光指示灯是否正常	6 分	缺一项扣 3 分	
	10. 曝光结束注意记录摄影条件,将暗盒取出并送入暗室冲洗	5 分	未做扣 5 分	

续表

项目总分	考核内容	分值	评分标准	得分
图像后处理及存储质量标准（10分）	1. 在暗室中将胶片从暗盒中取出，并用胶片夹夹好；把胶片放入显影桶内，注意观察影像的密度变化，但应尽量缩短观察时间和减少观察次数；停显、漂洗后置定影槽，定影20～30 min，水洗30 min，干燥处理(口述即可)	3分	根据情况酌情扣分	
	2. 在CR影像读取系统计算机中录入被检者的基本信息后进入部位选择界面，点击被检体位所对应部位按钮，然后点击"OK"键，返回原界面	2分	不符合要求者扣2分	
	3. 用条码扫描器对暗盒的条码窗口进行扫描。将扫描后的暗盒插入扫描主机，读取已记录的影像信息	1分	不符合要求者扣1分	
	4. 通过计算机对已获取图像进行后处理。根据需要对处理后的图像进行裁切，并进行单幅或多幅排版显示	2分	根据情况酌情扣分	
	5. 确认存储、传输或打印照片	1分	未做扣1分	
	6. 退到主界面。操作完毕关机：先关CR扫描主机，后关计算机、打印机、X线机	1分	未做扣1分	

考核十 髋关节前后位摄影

影像申请单

男性,70岁。

主诉:1 h前路滑摔倒,左侧髋关节触地,疼痛剧烈且伴左侧下肢运动障碍。

申请检查部位:髋关节正位片。

目标:①掌握髋关节正位摄影的检查目的及摄影方法;②熟悉X线机操作及条件的选择;③观察X线图像,评价照片质量。

项目总分	考核内容	分值	评分标准	得分
准备质量标准(20分)	1.详细阅读申请单,核对患者姓名,明确摄影部位,选择摄影技术方式	6分	未核对者扣6分	
	2.接通电源,开机,调整电源电压,电源电压表一定要指示在正常范围内	6分	缺一项扣1分	
	3.选择相应规格胶片[25 cm×30 cm(10 in×12 in)]在暗室内将选择好的胶片装入暗盒[或选择25 cm×30 cm(10 in×12 in)影像板]	4分	不符合要求者扣4分	
	4.清除被检者体表异物	4分	未做扣4分	
操作质量标准(70分)	1.将标记好的铅字反贴于暗盒边缘,移动X线管,将焦-片距置于90 cm处	7分	根据情况酌情扣分	
	2.将X线中心线对准床下滤线栅中心,调整照射野,使照射野大小符合25 cm×30 cm(10 in×12 in),暗盒(影像板)置于摄影床下暗盒托盘内	10分	根据情况酌情扣分	
	3.被检者仰卧于摄影床上	3分	未做扣3分	
	4.双下肢伸直,足稍内旋,使双足踇趾靠拢,足跟分离,呈"内八字"	8分	缺一项扣4分	
	5.被检侧股骨头定位点(髂前上棘与耻骨联合上缘连线的中点,向外下做垂直线5 cm)对应于暗盒中心。做好防护	10分	根据情况酌情扣分	
	6.中心线对准股骨头定位点,垂直于床面	8分	未做扣8分	
	7.按下滤线器摄影键。根据摄影因素,选择合适的曝光条件:70~75 kV、35~40 mAs	8分	根据情况酌情扣分	
	8.曝光前,观察被检者体位,嘱被检者身体保持静止	5分	未做扣5分	
	9.按手闸曝光,曝光期间观察毫安表指示或者观察曝光指示灯是否正常	6分	缺一项扣3分	
	10.曝光结束注意记录摄影条件,将暗盒取出并送入暗室冲洗	5分	未做扣5分	

续表

项目总分	考核内容	分值	评分标准	得分
图像后处理及存储质量标准（10分）	1. 在暗室中将胶片从暗盒中取出,并用胶片夹夹好;把胶片放入显影桶内,注意观察影像的密度变化,但应尽量缩短观察时间和减少观察次数;停显、漂洗后置定影槽,定影 20～30 min,水洗 30 min,干燥处理(口述即可)	3分	根据情况酌情扣分	
	2. 在 CR 影像读取系统计算机中录入被检者的基本信息后进入部位选择界面,点击被检体位所对应部位按钮,然后点击"OK"键,返回原界面	2分	不符合要求者扣 2 分	
	3. 用条码扫描器对暗盒的条码窗口进行扫描。将扫描后的暗盒插入扫描主机,读取已记录的影像信息	1分	不符合要求者扣 1 分	
	4. 通过计算机对已获取图像进行后处理。根据需要对处理后的图像进行裁切,并进行单幅或多幅排版显示	2分	根据情况酌情扣分	
	5. 确认存储、传输或打印照片	1分	未做扣 1 分	
	6. 退到主界面。操作完毕关机:先关 CR 扫描主机,后关计算机、打印机、X 线机	1分	未做扣 1 分	

考核十一 头颅后前位摄影

影像申请单

男性,35 岁。

主诉:2 h 前被木棒击伤左颞部,无昏迷及意识障碍。

申请检查部位:头颅正位片。

目标:①掌握头颅正位摄影的检查目的及摄影方法;②熟悉 X 线机操作及条件的选择;③观察 X 线图像,评价照片质量。

项目总分	考核内容	分值	评分标准	得分
准备质量标准(20 分)	1. 详细阅读申请单,核对患者姓名,明确摄影部位,选择摄影技术方式	6 分	未核对者扣 6 分	
	2. 接通电源,开机,调整电源电压,电源电压表一定要指示在正常范围内	6 分	缺一项扣 1 分	
	3. 选择相应规格胶片[25 cm×30 cm(10 in×12 in)]在暗室内将选择好的胶片装入暗盒[或选择 25 cm×30 cm(10 in×12 in)影像板]	4 分	不符合要求者扣 4 分	
	4. 清除被检者体表异物	4 分	未做扣 4 分	
操作质量标准(70 分)	1. 将标记好的铅字反贴于暗盒边缘,移动 X 线管,将焦–片距置于 90 cm 处	7 分	根据情况酌情扣分	
	2. 将 X 线中心线对准床下滤线栅中心,调整照射野,使照射野大小符合 25 cm×30 cm(10 in×12 in),暗盒(影像板)置于摄影床下暗盒托盘内	10 分	根据情况酌情扣分	
	3. 被检者俯卧于摄影床上	3 分	未做扣 3 分	
	4. 两手放于头旁,头部正中矢状线对准于床中线,正中矢状面垂直于床面	8 分	缺一项扣 4 分	
	5. 下颌内收,使听眦线垂直于床面(侧面观)。胶片上缘超出颅顶 3 cm	10 分	根据情况酌情扣分	
	6. 中心线自枕外隆突经过眉间,垂直床面入射	8 分	未做扣 8 分	
	7. 根据摄影因素,选择合适的曝光条件:65 ~ 70 kV、25 ~ 30 mAs	8 分	根据情况酌情扣分	
	8. 曝光前,观察被检者体位,嘱被检者头颅保持静止	5 分	未做扣 5 分	
	9. 按手闸曝光,曝光期间观察毫安表指示或者观察曝光指示灯是否正常	6 分	缺一项扣 3 分	
	10. 曝光结束注意记录摄影条件,将暗盒取出并送入暗室冲洗	5 分	未做扣 5 分	

续表

项目总分	考核内容	分值	评分标准	得分
图像后处理及存储质量标准（10分）	1. 在暗室中将胶片从暗盒中取出，并用胶片夹夹好；把胶片放入显影桶内，注意观察影像的密度变化，但应尽量缩短观察时间和减少观察次数；停显、漂洗后置定影槽，定影 20～30 min，水洗 30 min，干燥处理（口述即可）	3分	根据情况酌情扣分	
	2. 在 CR 影像读取系统计算机中录入被检者的基本信息后进入部位选择界面，点击被检体位所对应部位按钮，然后点击"OK"键，返回原界面	2分	不符合要求者扣2分	
	3. 用条码扫描器对暗盒的条码窗口进行扫描。将扫描后的暗盒插入扫描主机，读取已记录的影像信息	1分	不符合要求者扣1分	
	4. 通过计算机对已获取图像进行后处理。根据需要对处理后的图像进行裁切，并进行单幅或多幅排版显示	2分	根据情况酌情扣分	
	5. 确认存储、传输或打印照片	1分	未做扣1分	
	6. 退到主界面。操作完毕关机：先关 CR 扫描主机，后关计算机、打印机、X 线机	1分	未做扣1分	

考核十二 头颅侧位摄影

影像申请单

男性,35 岁。

主诉:2 h 前被木棒击伤左颞部,无昏迷及意识障碍。

申请检查部位:头颅侧位片。

目标:①掌握头颅侧位摄影的检查目的及摄影方法;②熟悉 X 线机操作及条件的选择;③观察 X 线图像,评价照片质量。

项目总分	考核内容	分值	评分标准	得分
准备质量标准(20 分)	1. 详细阅读申请单,核对患者姓名,明确摄影部位,选择摄影技术方式	6 分	未核对者扣 6 分	
	2. 接通电源,开机,调整电源电压,电源电压表一定要指示在正常范围内	6 分	缺一项扣 1 分	
	3. 选择相应规格胶片[25 cm×30 cm(10 in×12 in)]在暗室内将选择好的胶片装入暗盒[或选择 25 cm×30 cm(10 in×12 in)影像板]	4 分	不符合要求者扣 4 分	
	4. 清除被检者体表异物	4 分	未做扣 4 分	
操作质量标准(70 分)	1. 将标记好的铅字反贴于暗盒边缘,移动 X 线管,将焦-片距置于 90 cm 处	7 分	根据情况酌情扣分	
	2. 将 X 线中心线对准床下滤线栅中心,调整照射野,使照射野大小符合 25 cm×30 cm(10 in×12 in),暗盒(影像板)置于摄影床下暗盒托盘内	10 分	根据情况酌情扣分	
	3. 被检者俯卧于摄影床上,头侧转,患侧在下	3 分	未做扣 3 分	
	4. 头颅矢状面与床面平行,瞳间线垂直于床面。下颌内收,使鼻额连线与胶片侧缘平行	10 分	根据情况酌情扣分	
	5. 胶片上缘超出颅顶约 3 cm;枕外隆凸至眉间连线中点置于暗盒中心	8 分	缺一项扣 4 分	
	6. 中心线对准外耳孔前、上各 2.5 cm 处,垂直于床面入射	8 分	未做扣 8 分	
	7. 根据摄影因素,选择合适的曝光条件:60 ~ 65 kV,25 ~ 30 mAs	8 分	根据情况酌情扣分	
	8. 曝光前,观察被检者体位,嘱被检者头颅保持静止	5 分	未做扣 5 分	
	9. 按手闸曝光,曝光期间观察毫安表指示或者观察曝光指示灯是否正常	6 分	缺一项扣 3 分	
	10. 曝光结束注意记录摄影条件,将暗盒取出并送入暗室冲洗	5 分	未做扣 5 分	

续表

项目总分	考核内容	分值	评分标准	得分
图像后处理及存储质量标准（10分）	1. 在暗室中将胶片从暗盒中取出，并用胶片夹夹好；把胶片放入显影桶内，注意观察影像的密度变化，但应尽量缩短观察时间和减少观察次数；停显、漂洗后置定影槽，定影 20～30 min，水洗 30 min，干燥处理（口述即可）	3分	根据情况酌情扣分	
	2. 在 CR 影像读取系统计算机中录入被检者的基本信息后进入部位选择界面，点击被检体位所对应部位按钮，然后点击"OK"键，返回原界面	2分	不符合要求者扣 2 分	
	3. 用条码扫描器对暗盒的条码窗口进行扫描。将扫描后的暗盒插入扫描主机，读取已记录的影像信息	1分	不符合要求者扣 1 分	
	4. 通过计算机对已获取图像进行后处理。根据需要对处理后的图像进行裁切，并进行单幅或多幅排版显示	2分	根据情况酌情扣分	
	5. 确认存储、传输或打印照片	1分	未做扣 1 分	
	6. 退到主界面。操作完毕关机：先关 CR 扫描主机，后关计算机、打印机、X 线机	1分	未做扣 1 分	

考核十三　瓦氏位摄影

影像申请单

男性,20 岁。

主诉:鼻塞伴头痛 1 个月,既往有鼻窦炎病史。

申请检查部位:瓦氏位片。

目标:①掌握瓦氏位摄影的检查目的及摄影方法;②熟悉 X 线机操作及条件的选择;③观察 X 线图像,评价照片质量。

项目总分	考核内容	分值	评分标准	得分
准备质量标准(20 分)	1. 详细阅读申请单,核对患者姓名,明确摄影部位,选择摄影技术方式	6 分	未核对者扣 6 分	
	2. 接通电源,开机,调整电源电压,电源电压表一定要指示在正常范围内	6 分	缺一项扣 1 分	
	3. 选择相应规格胶片[20 cm×25 cm(8 in×10 in)]在暗室内将选择好的胶片装入暗盒[或选择 20 cm×25 cm(8 in×10 in)影像板]	4 分	不符合要求者扣 4 分	
	4. 清除被检者体表异物	4 分	未做扣 4 分	
操作质量标准(70 分)	1. 将标记好的铅字反贴于暗盒边缘,移动 X 线管,将焦-片距置于 90 cm 处	7 分	根据情况酌情扣分	
	2. 将 X 线中心线对准床下滤线栅中心,调整照射野,使照射野大小符合 20 cm×25 cm(8 in×10 in),暗盒(影像板)置于摄影床下暗盒托盘内	10 分	根据情况酌情扣分	
	3. 被检者俯卧于摄影床上	3 分	未做扣 3 分	
	4. 两手放于头旁。头部正中矢状线对准于床中线,正中矢状面垂直于床面,下颌骨置于暗盒下缘	8 分	缺一项扣 4 分	
	5. 头颅后仰,使听眦线与床面呈 37° 角(侧面观)。前鼻棘置于暗盒中心	10 分	根据情况酌情扣分	
	6. 中心线垂直于床面,通过前鼻棘射于暗盒中心	8 分	未做扣 8 分	
	7. 根据摄影因素,选择合适的曝光条件:70 ~ 75 kV、30 ~ 35 mAs	8 分	根据情况酌情扣分	
	8. 曝光前,观察被检者体位,嘱被检者屏气	5 分	未做扣 5 分	
	9. 按手闸曝光,曝光期间观察毫安表指示或者观察曝光指示灯是否正常	6 分	缺一项扣 3 分	
	10. 曝光结束注意记录摄影条件,将暗盒取出并送入暗室冲洗	5 分	未做扣 5 分	

续表

项目总分	考核内容	分值	评分标准	得分
图像后处理及存储质量标准（10分）	1. 在暗室中将胶片从暗盒中取出，并用胶片夹夹好；把胶片放入显影桶内，注意观察影像的密度变化，但应尽量缩短观察时间和减少观察次数；停显、漂洗后置定影槽，定影 20～30 min，水洗 30 min，干燥处理（口述即可）	3分	根据情况酌情扣分	
	2. 在 CR 影像读取系统计算机中录入被检者的基本信息后进入部位选择界面，点击被检体位所对应部位按钮，然后点击"OK"键，返回原界面	2分	不符合要求者扣2分	
	3. 用条码扫描器对暗盒的条码窗口进行扫描。将扫描后的暗盒插入扫描主机，读取已记录的影像信息	1分	不符合要求者扣1分	
	4. 通过计算机对已获取图像进行后处理。根据需要对处理后的图像进行裁切，并进行单幅或多幅排版显示	2分	根据情况酌情扣分	
	5. 确认存储、传输或打印照片	1分	未做扣1分	
	6. 退到主界面。操作完毕关机：先关 CR 扫描主机，后关计算机、打印机、X 线机	1分	未做扣1分	

考核十四　胸部正位摄影

影像申请单

男性,60 岁。

主诉:咳嗽、咳痰、喘 10 年,今晨突发胸闷、呼吸困难。

申请检查部位:胸部正位片。

目标:①掌握胸部正位摄影的检查目的及摄影方法;②熟悉 X 线机操作及条件的选择;③观察 X 线图像,评价照片质量。

项目总分	考核内容	分值	评分标准	得分
准备质量标准 (20 分)	1. 详细阅读申请单,核对患者姓名,明确摄影部位,选择摄影技术方式	6 分	未核对者扣 6 分	
	2. 接通电源,开机,调整电源电压,电源电压表一定要指示在正常范围内	6 分	缺一项扣 1 分	
	3. 选择相应规格胶片[35 cm×35 cm(14 in×14 in)]在暗室内将选择好的胶片装入暗盒[或选择 35 cm×35 cm(14 in×14 in)影像板]	4 分	不符合要求者扣 4 分	
	4. 清除被检者体表异物	4 分	未做扣 4 分	
操作质量标准 (70 分)	1. 将标记好的铅字反贴于暗盒边缘(横贴于暗盒左或右上角),将暗盒(影像板)装入立式摄影架内	5 分	根据情况酌情扣分	
	2. 移动 X 线管,如观察胸廓、肺部、纵隔及膈肌等部病变,应将焦-片距置于 150 ~ 180 cm 处,如观察心脏时距离为 200 cm	5 分	根据情况酌情扣分	
	3. 整中心线及照射野,使纵轴中心线对准摄影架中心,照射野大小符合 35 cm×35 cm(14 in×14 in)	6 分	根据情况酌情扣分	
	4. 被检者面向摄片架站立,双足分开与肩同宽	6 分	不符合要求者扣 6 分	
	5. 前胸紧贴暗盒,身体正中矢状线对暗盒中线,正中矢状面垂直于暗盒	6 分	不符合要求者扣 6 分	
	6. 下颌置于暗盒上缘,胶片上缘超出肩部软组织 3 cm	6 分	不符合要求者扣 6 分	
	7. 中心线对准第 5 胸椎,检查心脏中心线经第 7 胸椎垂直于暗盒投射	6 分	不符合要求者扣 6 分	
	8. 双臂内旋,手背放于髋部,两肘尽量内旋。双肩下垂	6 分	不符合要求者扣 6 分	
	9. 第 7 颈椎至第 1 腰椎以及两侧胸壁包括在胶片内	3 分	不符合要求者扣 6 分	
	10. 根据摄影因素,选择合适的曝光条件:65 ~ 75 kV、15 ~ 20 mAs	5 分	根据情况酌情扣分	
	11. 曝光前,观察被检者体位,嘱被检者屏气	5 分	未做扣 5 分	
	12. 按手闸曝光,曝光期间观察毫安表指示或者观察曝光指示灯是否正常	6 分	缺一项扣 3 分	
	13. 曝光结束注意记录摄影条件,将暗盒取出并送入暗室冲洗	5 分	未做扣 5 分	

续表

项目总分	考核内容	分值	评分标准	得分
图像后处理及存储质量标准（10分）	1. 在暗室中将胶片从暗盒中取出,并用胶片夹夹好;把胶片放入显影桶内,注意观察影像的密度变化,但应尽量缩短观察时间和减少观察次数;停显、漂洗后置定影槽,定影 20～30 min,水洗 30 min,干燥处理(口述即可)	3分	根据情况酌情扣分	
	2. 在 CR 影像读取系统计算机中录入被检者的基本信息后进入部位选择界面,点击被检体位所对应部位按钮,然后点击"OK"键,返回原界面	2分	不符合要求者扣2分	
	3. 用条码扫描器对暗盒的条码窗口进行扫描。将扫描后的暗盒插入扫描主机,读取已记录的影像信息	1分	不符合要求者扣1分	
	4. 通过计算机对已获取图像进行后处理。根据需要对处理后的图像进行裁切,并进行单幅或多幅排版显示	2分	根据情况酌情扣分	
	5. 确认存储、传输或打印照片	1分	未做扣1分	
	6. 退到主界面。操作完毕关机:先关 CR 扫描主机,后关计算机、打印机、X 线机	1分	未做扣1分	

考核十五　胸部侧位摄影

影像申请单

男性,60岁。

主诉:咳嗽、咳痰、喘10年,今晨突发胸闷、呼吸困难。

申请检查部位:胸部侧位片。

目标:①掌握胸部侧位摄影的检查目的及摄影方法;②熟悉X线机操作及条件的选择;③观察X线图像,评价照片质量。

项目总分	考核内容	分值	评分标准	得分
准备质量标准(20分)	1. 详细阅读申请单,核对患者姓名,明确摄影部位,选择摄影技术方式	6分	未核对者扣6分	
	2. 接通电源,开机,调整电源电压,电源电压表一定要指示在正常范围内	6分	缺一项扣1分	
	3. 选择相应规格胶片[35 cm×35 cm(14 in×14 in)]在暗室内将选择好的胶片装入暗盒[或选择35 cm×35 cm(14 in×14 in)影像板]	4分	不符合要求者扣4分	
	4. 清除被检者体表异物	4分	未做扣4分	
操作质量标准(70分)	1. 将标记好的铅字反贴于暗盒边缘(竖贴于暗盒边缘);将暗盒(影像板)装入立式摄影架内	5分	根据情况酌情扣分	
	2. 移动X线管,如观察胸廓、肺部、纵隔及膈肌等部病变将焦-片距置于150～180 cm处,如观察心脏时应置于200 cm处	10分	根据情况酌情扣分	
	3. 调整中心线及照射野,使纵轴中心线对准摄影架中心,照射野大小符合30 cm×38 cm(12 in×15 in)	8分	根据情况酌情扣分	
	4. 被检者侧立于摄片架前;使被检侧侧壁紧贴暗盒(未能确定被检侧时,则右侧贴暗盒,心脏为左侧)	8分	根据情况酌情扣分	
	5. 两臂上举,双手交叉抱头,身体正中矢状面平行于暗盒	6分	根据情况酌情扣分	
	6. 第7颈椎至第1腰椎以及前胸后背包括在胶片内。使前后胸壁距暗盒边缘等距	6分	不符合要求者扣6分	
	7. 中心线对准第5胸椎高度的侧胸壁中点,垂直于暗盒入射	6分	不符合要求者扣6分	
	8. 根据摄影因素,选择合适的曝光条件:75～85 kV、30～40 mAs	5分	根据情况酌情扣分	
	9. 曝光前,观察被检者体位,嘱被检者屏气	5分	未做扣5分	
	10. 按手闸曝光,曝光期间观察毫安表指示或者观察曝光指示灯是否正常	6分	缺一项扣2分	
	11. 曝光结束注意记录摄影条件,将暗盒取出并送入暗室冲洗	5分	未做扣5分	

续表

项目总分	考核内容	分值	评分标准	得分
图像后处理及存储质量标准（10分）	1. 在暗室中将胶片从暗盒中取出,并用胶片夹夹好;把胶片放入显影桶内,注意观察影像的密度变化,但应尽量缩短观察时间和减少观察次数;停显、漂洗后置定影槽,定影 20～30 min,水洗 30 min,干燥处理(口述即可)	3分	根据情况酌情扣分	
	2. 在 CR 影像读取系统计算机中录入被检者的基本信息后进入部位选择界面,点击被检体位所对应部位按钮,然后点击"OK"键,返回原界面	2分	不符合要求者扣2分	
	3. 用条码扫描器对暗盒的条码窗口进行扫描。将扫描后的暗盒插入扫描主机,读取已记录的影像信息	1分	不符合要求者扣1分	
	4. 通过计算机对已获取图像进行后处理。根据需要对处理后的图像进行裁切,并进行单幅或多幅排版显示	2分	根据情况酌情扣分	
	5. 确认存储、传输或打印照片	1分	未做扣1分	
	6. 退到主界面。操作完毕关机:先关 CR 扫描主机,后关计算机、打印机、X 线机	1分	未做扣1分	

考核十六　上消化道造影检查

影像申请单

男性,46 岁。

主诉:腹部疼痛伴恶心、呕吐 1 d,既往有胃溃疡病史。

申请检查项目:上消化道钡餐造影。

目标:①掌握上消化道钡餐造影的检查目的及造影方法;②熟悉胃肠 X 线机操作及;③观察上消化道钡餐造影 X 线图像,评价照片质量。

项目总分	考核内容	分值	评分标准	得分
准备质量标准 (15 分)	1. 详细阅读申请单,核对患者姓名,病情;明确检查目的	5 分	未核对者扣 5 分	
	2. 了解患者有无造影检查禁忌证	5 分	未做扣 5 分	
	3. 预约检查时间,交代检查前的准备事项:检查前晚餐进半流饮食,造影前日晚餐后禁食、禁水	5 分	根据情况酌情扣分	
操作质量标准 (80 分)	1. 认真核对检查申请单,核对检查目的,核对患者有无进餐	5 分	未核对者扣 5 分	
	2. 造影前清除患者携带的可能造成伪影的物品	5 分	未做扣 5 分	
	3. 正确准备造影剂及辅助药物	10 分	根据情况酌情扣分	
	4. 检查造影设备情况	5 分	根据情况酌情扣分	
	5. 先进行胸腹部常规透视	5 分	未做扣 5 分	
	6. 食管造影检查:①右前斜位检查正确。②左前斜位检查正确。③检查过程中发现异常时应及时拍摄点片	15 分	根据情况酌情扣分	
	7. 胃十二指肠造影检查:①患者服下造影剂放平检查床。②嘱患者在床上逆时针转 1~2 周。仔细观察胃体、幽门及胃窦部。③嘱患者右侧卧位,同时将检查台头侧升高 10°~30°,观察胃底、胃贲形态。④将患者置于俯卧左后斜位,观察胃、十二指肠的位置、形态。⑤将检查床改为立式,观察钡充盈状态下的胃切迹形态。⑥根据需要利用压迫器适当压迫检查部位。⑦检查时,根据需要拍摄点片	35 分	根据情况酌情扣分	
造影后处理标准 (5 分)	造影后进行图像处理、编号、标注。打印照片或上传照片	5 分	未做扣 5 分	

考核十七　颅脑 CT 平扫

影像申请单

男性,65 岁。

主诉:右下肢活动障碍伴头晕 5 d。既往有脑血栓病史 9 年。

申请检查部位:CT 颅脑平扫。

目标:①熟悉 CT 颅脑平扫的检查目的和方法;②掌握 CT 机操作要领、图像处理及注意事项。

项目总分	考核内容	分值	评分标准	得分
准备质量标准(20分)	1.认真核对 CT 检查申请单,了解病情,明确检查目的和要求	6分	未核对者扣6分	
	2.接通电源,开机,自检,球管加温,空气校准	6分	缺一项扣1分	
	3.患者应更衣、换鞋,防止将灰尘带入机房	4分	未做扣4分	
	4.去除头部检查部位的高密度或金属物品,如发卡、耳环、义齿等	4分	未做扣4分	
操作质量标准(60分)	1.患者取仰卧位,下颌内收,头部正中矢状面与扫描床平面垂直并与床面长轴中线重合,使两侧听眦线所在平面垂直于床面,两外耳孔与床面等距。如果听眦线达不到垂直于床面,扫描机架可向后或向前倾斜一定角度,使机架平面与听眦线平行 2.利用机器所带的定位标志定位,水平定位线过患者外耳孔,矢状定位线与患者正中矢状面重合,轴位定位线过头顶	10分	根据情况酌情扣分	
	3.输入患者信息	5分	未做扣5分	
	4.摄取头颅侧位(或正位)定位片,部分机型直接扫描可省去该步骤	5分	未做扣5分	
	5.确定扫描范围:听眦线平面连续向上至颅顶	10分	未做扣10分	
	6.扫描参数:根据 CT 机型设定	8分	根据情况酌情扣分	
	7.扫描方式:横断面连续平扫 8.扫描层厚:5～10 mm 9.扫描层距:5～10 mm	10分	根据情况酌情扣分	
	10.开始扫描前,观察被检者体位,嘱被检者肢体保持静止	8分	未做扣5分	
	11.开始扫描	2分	未做扣2分	
	12.扫描结束,观察图像满意后,退出患者	2分	未做扣2分	

续表

项目总分	考核内容	分值	评分标准	得分
图像后处理及存储质量标准(20分)	1. 依顺序摄取定位,平扫图像	5分	不符合要求者扣5分	
	2. 重建算法:标准算法及骨重建 脑窗:窗位 35~40 HU,窗宽 80~120 HU 骨窗:窗位 500~1 000 HU,窗宽 1 000~2 000 HU	5分	根据情况酌情扣分	
	3. 将扫描图像传输至 PACS 系统存储	5分	根据情况酌情扣分	
	4. 如需照片,将图像推至拍片程序,调整好大小及位置,做好相应测量和标注,排版优美、合理,点击照片按键完成照相并打印出片	2.5分	根据情况酌情扣分	
	5. 填写各项扫描纪录并签名	2.5分	不符合要求者扣2.5分	

考核十八　胸部CT平扫

影像申请单

女性,61岁。

主诉:咳嗽气短1个多月。

申请检查部位:CT胸部平扫。

目标:①熟悉CT胸部平扫的检查目的和目方法;②掌握CT机操作要领、图像处理及注意事项。

项目总分	考核内容	分值	评分标准	得分
准备质量标准(20分)	1.认真核对CT检查申请单,了解病情,明确检查目的和要求	6分	未核对者扣6分	
	2.接通电源,开机,自检,球管加温,空气校准	6分	缺一项扣1分	
	3.患者应更衣、换鞋,防止将灰尘带入机房	4分	未做扣3分	
	4.去除患者颈、胸部高密度及其他金属物品	4分	未做扣4分	
操作质量标准(60分)	1.患者仰卧于扫描床,两臂上举抱头,使患者胸部正中矢状面与扫描床平面垂直,并与床面长轴的中线重合 2.利用机器所带的定位标志定位,水平定位线对准腋中线,矢状定位线与患者正中矢状面重合,内定位线对准胸腔入口	10分	根据情况酌情扣分	
	3.输入患者信息(姓名、性别、年龄、ID编号、部位等)	5分	未做扣5分	
	4.训练患者,嘱被检者上肢上举抱头,身体保持静止,深吸气后屏气	10分	根据情况酌情扣分	
	5.选择扫描方式摄取胸部正(或侧)位定位片	5分	未做扣5分	
	6.确定扫描范围:肺尖到后肋膈角下界,横断面连续平扫 7.扫描层厚:5~10 mm(多排更薄) 8.扫描层距:5~10 mm(多排更薄)	10分	根据情况酌情扣分	
	9.扫描前观察患者并给予相应提示	8分	根据情况酌情扣分	
	10.扫描参数:根据CT机型设定,提倡低剂量小辐射扫描	8分	未做扣5分	
	11.开始扫描	2分	未做扣2分	
	12.扫描结束,退出患者,安返患者出扫描室	2分	未做扣2分	

续表

项目总分	考核内容	分值	评分标准	得分
图像后处理及存储质量标准（20分）	1. 依顺序摄取定位,平扫图像	5分	不符合要求者扣5分	
	2. 确定重建算法 肺窗:窗位 -500 ~ -650 HU,窗宽 1 000 ~ 2 000 HU 纵隔窗:窗位 35 ~ 40 HU,窗宽 250 ~ 350 HU	5分	根据情况酌情扣分	
	3. 将扫描图像传输至 PACS 系统存储	5分	根据情况扣分	
	4. 如需照片,将图像推至拍片程序,调整好大小及位置,做好相应测量和标注,或按要求重建图像,排版优美、合理,点击照片按键完成排版并打印出片	2.5	根据情况扣分	
	5. 填写各项扫描纪录并签名	2.5分	不符合要求者扣2.5分	

考核十九　肝脏 CT 平扫+增强

影像申请单

男性,63 岁。

主诉:反复低热、乏力、食欲缺乏,上腹部胀痛 8 个月。既往有乙肝病史。

申请检查部位:肝脏螺旋 CT 增强扫描。

目标:①熟悉肝脏螺旋 CT 增强扫描的检查方法;②掌握 CT 机操作要领、图像处理及注意事项。

项目总分	考核内容	分值	评分标准	得分
准备质量标准(20 分)	1. 认真核对 CT 检查申请单,了解病情,明确检查目的和要求	3 分	未核对者扣 3 分	
	2. 接通电源,开机,自检,球管加温,空气校准	4 分	缺一项扣 1 分	
	3. 患者应更衣、换鞋,防止将灰尘带入机房	3 分	未做扣 3 分	
	4. 去除患者胸腹部位高密度及其他金属物品	4 分	未做扣 4 分	
	5. 核对患者是否已做好相应胃肠道检查准备(口服 800 mL 左右水或 1% ~2% 低浓度混匀造影剂温水)	4 分	根据情况酌情扣分	
	6. 按要求准备造影剂及高压注射设备	2 分	未做扣 2 分	

续表

项目总分	考核内容	分值	评分标准	得分
操作质量标准（60分）	1. 腹部检查时患者仰卧于扫描床,两臂上举抱头,腹部正中矢状层面垂直于扫描床平面并与床面长轴的中线重合 2. 利用机器所带的定位标志定位,腹部扫描时水平定位线对准腋中线,矢状定位线与患者正中矢状面重合,内定位线对准剑胸关节	10分	根据情况酌情扣分	
	3. 训练患者,嘱被检者上肢上举抱头,身体保持静止,深吸气后屏气	5分	未做扣5分	
	4. 输入患者信息（姓名、性别、年龄、ID 编号、部位等）;签订造影剂增强扫描告知协议书;查看过敏试验结果,掌握禁忌证	10分	根据情况酌情扣分	
	5. 摄取腹部正位定位片,确定扫描范围:右膈面至肝脏下缘	5分	根据情况酌情扣分	
	6. 决定扫描序列数及设定各序列扫描时间,扫描方式为螺旋扫描 7. 扫描层厚:5～10 mm 8. 扫描层距:5～10 mm	6分	根据情况酌情扣分	
	9. 扫描参数:根据 CT 机型设定	3分	根据情况酌情扣分	
	10. 开始扫描前,观察被检者体位,嘱被检者肢体保持静止,深吸气后于呼气末屏气	5分	未做扣5分	
	11. 开始平扫	2分	不符合要求者扣2分	
	12. 设定好高压注射参数（压力、总量按 mg/kg 计算、注射速率、mL/s）,静脉注射造影剂,分别进行动脉期、静脉期、延迟期扫描	12分	根据情况酌情扣分	
	13. 扫描结束,退出患者。门诊患者嘱患者半小时后无造影剂反应时再离去,并嘱被检者多饮水加速体内造影剂排泄	2分	未做扣2分	
图像后处理及存储质量标准（20分）	1. 依顺序摄取定位,平扫,增强图像	5分	根据情况酌情扣分	
	2. 将连续扫描的 CT 容积数据载入三维重建程序肝脏窗:窗位45～60 HU,窗宽100～250 HU增强图像和照相时应将窗位值增加 10～20 HU	5分	根据情况酌情扣分	
	3. 将扫描图像传输至 PACS 系统存储	5分	未做扣5分	
	4. 如需照片,将图像推至拍片程序,调整好大小及位置;做好相应各期相应的测量和标注及必要的后重建;排版优美、合理,点击照片按键完成拍片并打印出片	2.5分	根据情况酌情扣分	
	5. 填写各项扫描纪录并签名	2.5分	不符合要求者扣2.5分	

考核二十　腰椎 CT 平扫

影像申请单

男性,42 岁。

主诉:右下肢麻木,酸胀 1 个多月,右小腿及右足外侧皮肤温度低。

申请检查部位: CT 腰椎间盘扫描。

目标:①熟悉 CT 腰椎及其椎间盘扫描的检查方法;②掌握 CT 机腰椎常规扫描操作要领、图像处理及注意事项。

项目总分	考核内容	分值	评分标准	得分
准备质量标准(20分)	1. 接通电源,开机,自检,球管加温,空气校准	6分	缺一项扣1分	
	2. 认真核对 CT 检查申请单,了解病情,明确检查目的和要求	6分	未核对者扣6分	
	3. 患者应更衣、换鞋,防止将灰尘带入机房	4分	未做扣4分	
	4. 去除患者头、颈部位高密度及其他金属物品	4分	未做扣4分	
操作质量标准(60分)	1. 仰卧位,两上臂抱头或屈曲置于胸前,双下肢伸直,头或足先进,与机器扫描程序相对应 2. 利用机器所带的定位标志定位,水平定位线对准腋中线,矢状定位线与患者正中矢状面重合,扫描层位定位线上部包括胸 12 椎,下部达第 1 骶椎	20分	根据情况酌情扣分	
	3. 输入患者信息(姓名、性别、年龄、ID 编号、部位等)	5分	未做扣5分	
	4. 摄取腰椎部正位或侧位定位片、多排螺旋 CT 直接正位即可	5分	未做扣5分	
	5. 确定扫描范围:第 12 胸椎至上部骶骨	5分	未做扣5分	
	6. 扫描方式:横断面连续平扫。 7. 扫描层厚:3～5mm(多排更薄) 8. 扫描层距:3～5mm(多排更薄)	10分	根据情况酌情扣分	
	9. 扫描参数:根据 CT 机型设定	3分	根据情况酌情扣分	
	10. 开始扫描前,观察被检者体位,嘱被检者肢体保持静止	8分	未做扣8分	
	11. 开始平扫	2分	未做扣2分	
	12. 扫描结束,观察图像满意后,退出患者	2分	未做扣2分	

续表

项目总分	考核内容	分值	评分标准	得分
图像后处理及存储质量标准（20分）	1.依顺序摄取定位,平扫图像	5分	不符合要求者扣5分	
	2.确定重建算法 软组织窗:窗位40~60 HU,窗宽250~350 HU。 骨窗:窗位350~500 HU,窗宽1 000~2 000 HU。 椎间盘窗:窗位35~50 HU,窗宽350~500 HU	5分	根据情况酌情扣分	
	3.将扫描图像传输至PACS系统存储	2分	不符合要求者扣2分	
	4.如需照片,应将图像推至拍片程序,调整好大小及位置;做好后处理和标注及重建图像;排版优美、合理,点击照片按键完成拍片并打印出片	5分	不符合要求者扣5分	
	5.填写各项扫描纪录并签名	3分	未做扣3分	

第三部分

技能训练题库

实训题集一

1. X线胶片中的感光物质最常用的是 _____。
   A. 氟化银　　　　　　　　B. 氯化银
   C. 溴化银　　　　　　　　D. 碘化银
   E. 溴化银+微量碘化银

2. 下列_____不是显影的后处理方式。
   A. 中间处理(漂洗)　　　　B. 定影
   C. 水洗　　　　　　　　　D. 干燥处理
   E. 胶片选择

3. X线胶片结构中,不包括_____。
   A. 片基　　　　　　　　　B. 明胶
   C. 溴化银　　　　　　　　D. 结合膜
   E. 反射膜

4. 作为胶片乳剂膜中明胶的性质,错误的是_____。
   A. 保护溴化银晶体颗粒不结块、不沉淀
   B. 具有多孔性,有利于影液渗透和胶片制作
   C. 提供感光中心
   D. 具有热熔冷凝性
   E. 易溶于水

5. 在普通增感屏中,最常用的荧光体是_____。
   A. 钨酸钙　　　　　　　　B. 硫酸铅钡
   C. 硫化锌　　　　　　　　D. 硫化镉锌
   E. 硫氧化钆

6. 有关增感屏的优点,错误的是_____。
   A. 提高胶片的感光效应 20～100 倍
   B. 缩短了曝光时间,减少肢体移动模糊
   C. 提高 X 线片影像的清晰度
   D. 提高 X 线片影像的对比度
   E. 减少 X 线管损耗和患者的照射量

7. 暗盒分前面和背面,前面的制作不能使用的材料是_____。
   A. 胶木　　　　　　　　　B. 铝
   C. 塑料　　　　　　　　　D. 铅
   E. 硬纸板

8. 摄取某一部位时,不用增感屏时取得 1.0 密度值需曝光时间为 4 s,而用增感屏时

取得 1.0 密度值仅需 0.1 s,该屏的增感率为_____。

A. 4   B. 8

C. 20   D. 40

E. 100

9. 胶片特性曲线不能反映胶片的_____。

A. 感光度   B. 本底灰雾度

C. 感色性   D. 最大密度

E. 宽容度

10. 显影中心的正确概念是_____。

A. 显影中心是由潜影的扩大而形成的

B. 显影中心是感光中心的银原子聚集到一定大小(3~6 个)形成的

C. 显影中心是在胶片乳剂制备过程中形成的

D. 显影中心是由无数个感光中心形成的

E. 以上都是

11. 增感屏的余辉时间大于_____ s 时,应更换新屏。

A. 10   B. 20

C. 30   D. 40

E. 50

12. 在显影液与定影液中都可使用的药物是_____。

A. 碳酸钠   B. 硼酸

C. 硫代硫酸钠   D. 对苯二酚

E. 亚硫酸钠

13. X 线片影像的密度又称为 _____。

A. 失真度   B. 黑化度

C. 清晰度   D. 对比度

E. 模糊度

14. 有关 X 线片影像的密度,错误的叙述是_____。

A. X 线片密度用"D"表示

B. X 线片密度也称为光学密度

C. X 线片密度可以根据透光率或阻光率来测量计算而得出

D. 照片密度是散射线形成的基础

E. 照片密度与照射量成正比

15. X 线胶片盲色光为_____光。

A. 红   B. 绿

C. 蓝   D. 黑

E. 紫

16. 定影操作时,应将定影温度控制在 _____。

A. 16 ~24 ℃   B. 0 ~10 ℃

C. 25 ~ 35 ℃　　　　　　　　D. 15 ~ 30 ℃

E. 8 ~ 10 ℃

17. 显影时搅动药液的目的,错误的是 _____ 。

A. 防止显影液被氧化　　　　B. 加快显影速度

C. 避免反差降低　　　　　　D. 减少污染

E. 防止显影不均

18. 定影液的 pH 值应为 _____ 。

A. 2.0 ~ 3.1　　　　　　　　B. 2.6 ~ 3.7

C. 2.0 ~ 4.1　　　　　　　　D. 4.6 ~ 5.3

E. 6.0 ~ 7.0

19. 显影液疲劳度的判断方法,错误的是_____ 。

A. 根据胶片处理容量判断　　B. 根据显影液 pH 值判断

C. 根据显影液配制日期判断　D. 根据显影时间判断

E. 目测

20. 水洗不充分的照片,主要导致_____ 。

A. 影像密度下降　　　　　　B. 影像对比度降低

C. 影像清晰度差　　　　　　D. 影像灰雾度大

E. 影像保存性变差

21. X 线片水洗的主要目的是_____ 。

A. 洗去附着于照片上的污物

B. 中和残留在照片上的酸剂

C. 将残存于乳剂中的硫代硫酸钠及其络合物洗涤掉

D. 为了正确地进行中间处理

E. 提高胶片的定影速度

22. 关于 X 线胶片的保管措施,错误的方法是_____ 。

A. 尽快用完已启封的胶片　　B. 在暗室装空调设备

C. 避免各种光线照射　　　　D. 胶片存放在阴凉干燥处

E. 受潮的胶片放于烤片箱内烘烤

23. X 线胶片的感光原理实质上是_____ 。

A. 合成反应　　　　　　　　B. 氧化-还原反应

C. 分解反应　　　　　　　　D. 加合反应

E. 以上都不是

24. 照片阻挡光线的能力称为_____ 。

A. 阻光率　　　　　　　　　B. 感光率

C. 分辨率　　　　　　　　　D. 透光率

E. 增感率

25. X 线片光学密度又称为 _____ 。

A. 黑化度　　　　　　　　　B. 对比度

C. 清晰度   D. 锐利度

E. 模糊度

26. 一般 X 线胶片的片基厚度为_____。

A. 0.1~15.0 μm   B. 25~75 μm

C. 50~100 μm   D. 100~125 μm

E. 175~200 μm

27. 暗室的实用面积不应小于_____。

A. 2 m²   B. 12 m²

C. 80 m²   D. 120 m²

E. 160 m²

28. 阻光率的倒数值称为_____。

A. 阻光率   B. 感光率

C. 分辨率   D. 透光率

E. 增感率

29. 在显影液中使用的无机抑制剂是_____。

A. 溴化钠   B. 溴化钾

C. 溴化银   D. 硫酸钾

E. 碳酸钠

30. 在定影液中常用的定影剂是_____。

A. 硫代硫酸钠   B. 亚硫酸钠

C. 醋酸   D. 钾矾

E. 硫代硫酸铵

31. X 线片影像仅在某一部分出现模糊,其原因可能性最大的是_____。

A. 暗盒漏光   B. 摄影时间长

C. 增感屏与胶片接触不良   D. 患者呼吸

E. 摄影床颤动

32. 多幅相机成像胶片适用于_____。

A. CT   B. MRI

C. CR   D. DSA

E. ECT

33. 增感屏的使用注意事项中,错误的是_____。

A. 不应存放在高温、潮湿及过分干燥的地方

B. 防止水或药液溅污

C. 胶片应随装随用

D. 暗盒要直立放置

E. 应定期用乙醇清洁剂擦去污剂,擦去污剂后用强光晒干

34. X 线胶片水洗后正确的干燥方法是_____。

A. 在通风无尘处自然晾干   B. 在通风无尘处日光晒干

C. 在取暖设备上高温烘干　　　　　D. 在室外自然光下吹干

E. 在高温干燥箱中烤干

35. 医用激光打印机的光源为_____。

　　A. X 线　　　　　　　　　　　B. γ 射线

　　C. 激光束　　　　　　　　　　D. 可见光

　　E. 以上均可以

36. 机洗照片出现黄色污染、有水迹的原因是_____。

　　A. 普通片冲洗　　　　　　　　B. 水洗不够

　　C. 显影温度高　　　　　　　　D. 定影温度低

　　E. 鼓风机风量不足

37. 正确的照片冲洗(手洗)处理程序是_____。

　　A. 显影→定影→水洗→干燥

　　B. 显影→水洗→定影→干燥

　　C. 显影→中间处理(漂洗)→定影→水洗→干燥

　　D. 显影→中间处理→定影→干燥

　　E. 显影→水洗→定影→中间处理→干燥

38. 医用 X 线胶片属于_____。

　　A. 复合感光材料　　　　　　　B. 正性感光材料

　　C. 反转感光材料　　　　　　　D. 银盐感光材料

　　E. 非银盐感光材料

39. 双乳剂 X 线胶片结构中,不包括_____。

　　A. 片基　　　　　　　　　　　B. 保护层

　　C. 底层　　　　　　　　　　　D. 乳剂层

　　E. 防反射层

40. X 线胶片结构中最重要的组成部分是_____。

　　A. 结合膜层　　　　　　　　　B. 保护膜层

　　C. 防光晕层　　　　　　　　　D. 片基层

　　E. 乳剂层

41. X 线胶片使用的片基是_____。

　　A. 硝酸片基　　　　　　　　　B、聚酯片基

　　C. 二醋酸片基　　　　　　　　D. 三醋酸片基

　　E. 四醋酸片基

42. 亚硫酸钠在显影剂中的作用是_____。

　　A. 促进显影液还原　　　　　　B. 稳定显影液的性能并防止污染

　　C. 提高显影液 pH 值　　　　　D. 促进乳剂膜膨胀加速显影

　　E. 抑制灰雾的产生

43. 抑制剂的作用是_____。

　　A. 稳定 pH 值　　　　　　　　B. 防止显影剂氧化

C. 防止照片产生灰雾   D. 促进乳剂膜收缩

E. 提高胶片的有效感光度

44. 常用 X 线胶片显影中的促进剂是_____。

A. 碳酸钠   B. 碳酸钙

C. 硼砂   D. 氢氧化钠

E. 氢氧化铝

45. 一般自动洗片机理想的显影温度是_____。

A. 18 ~ 20 ℃   B. 25 ~ 30 ℃

C. 33 ~ 35 ℃   D. 36 ~ 40 ℃

E. 35 ~ 38℃

46. X 线平片不能显示被照体的_____。

A. 大小   B. 形态

C. 结构   D. 密度

E. 动态

47. 关于优质 X 线片质量标准的叙述,错误的是_____。

A. 适当的密度值   B. 良好的对比度

C. 较高的分辨率   D. 照片斑点较多

E. 较小的失真度

48. 焦-物距是指_____。

A. X 线管焦点至窗口的距离   B. X 线管焦点至胶片的距离

C. X 线管焦点至床面的距离   D. X 线管焦点至被照体的距离

E. X 线管焦点至滤线栅的距离

49. X 线片影像颗粒度的影响因素不包括_____。

A. 感光银盐颗粒   B. 增感屏荧光体

C. X 线光子数量   D. 显影条件因素

E. 观片者的视力

50. 减少运动性模糊的方式不包括_____。

A. 提高胶片冲洗速度   B. 缩短曝光时间

C. 暂停呼吸运动   D. 固定肢体

E. 使用高感度胶片

51. 与 X 线衰减的强度大小无关的是_____。

A. 物质的原子序数   B. 物质的密度

C. 物质的每克电子数   D. 源射线的能量

E. 物质的温度

52. 在 CT 图像中,调节窗宽、窗位不能_____。

A. 改变图像的灰度   B. 抑制或去除噪声

C. 去除无用的信息   D. 改变图像的对比度

E. 增加图像的信息

53. 下列属于 CT 图像后处理技术的是_____。
   A. 标示扫描方位　　　　　B. 多平面重组
   C. 改变射线角度　　　　　D. 缩短扫描时间
   E. 减少 X 线量

54. CT 机数据采集系统中,将模拟信息转换为数字信号的部件是_____。
   A. 输入/输出系统　　　　B. 信号传送系统
   C. 模/数转换器　　　　　D. 逻辑放大器
   E. 前组探测器

55. 数字减影血管造影图像中,留下的是含有造影剂的_____。
   A. 血管影像　　　　　　　B. 软组织影像
   C. 神经组织影像　　　　　D. 淋巴组织影像
   E. 骨骼组织影像

56. 属于显影剂的是_____。
   A. 菲尼酮　　　　　　　　B. 溴化银
   C. 硫化钠　　　　　　　　D. 碳酸钾
   E. 钨酸钙

57. 与增感率无关的因素是_____。
   A. 荧光转换效率　　　　　B. 荧光颗粒大小
   C. 荧光体厚度　　　　　　D. 吸收光谱
   E. 管电流量

58. 增加照片密度的手段不包括_____。
   A. 提高管电压　　　　　　B. 增大管电流
   C. 延长曝光时间　　　　　D. 增加毫安秒
   E. 增加摄影距离

59. 关于 X 线摄影中放大的叙述,错误的是_____。
   A. X 线摄影的影像放大是必然的　B. 取决于焦-肢-片间的几何关系
   C. 放大率越大,照片清晰度就越高　D. 摄影时焦点面积可限制放大倍数
   E. 可以引起放大失真现象

60. 软 X 线摄影的管电压应为_____。
   A. 20 kV　　　　　　　　B. 40 kV
   C. 60 kV　　　　　　　　D. 80 kV
   E. 100 kV

61. 下列属于 CT 机中 X 线发生系统的部件是_____。
   A. UOS 电源　　　　　　B. 中央处理器
   C. 阵列处理器　　　　　　D. 逻辑放大器
   E. X 线球管

62. 滤线栅铅条高度与其间隔距离的比值,称为_____。
   A. 栅比　　　　　　　　　B. 栅密度

C. 栅焦距　　　　　　　　　　　D. 铅容积

E. 滤过率

63. 采用切线位 X 线摄影的理由是_____。

A. 避免影像失真　　　　　　　B. 避免影像放大

C. 避免影像重叠　　　　　　　D. 提高影像对比

E. 降低影像模糊

64. 关于温度与显影性能的叙述, 错误的是_____。

A. 提高温度可使显影剂活性加大　　B. 温度过高时影像颗粒性恶化

C. 温度过高可使照片灰雾减少　　　D. 温度过高可导致乳剂膜松软

E. 温度过高可使显影液疲劳度加速

65. PQ 型和 MQ 型显影液中 Q 是指_____。

A. 米吐尔　　　　　　　　　　B. 对苯二酚

C. 邻苯二酚　　　　　　　　　D. 间苯二酚

E. 菲尼酮

66. 使用增感屏后, 不会导致影像清晰度降低的是_____。

A. 荧光体的光扩散　　　　　　B. 屏片接触紧密

C. X 线的斜射效应　　　　　　D. 荧光体颗粒度大小不均

E. 荧光体与胶片间距不等

67. 在摄影的有效范围内, 胶片上得到的 X 线量与焦-片距的关系是_____。

A. 无影响　　　　　　　　　　B. 与距离成正比

C. 与距离成反比　　　　　　　D. 与距离平方成正比

E. 与距离平方成反比

68. 在数字影像中, 将连续变化的灰度或密度等模拟信息, 转化成离散的数字信息的过程称为_____。

A. 信息采集　　　　　　　　　B. 量化

C. 转换　　　　　　　　　　　D. 图像显示

E. 重建

69. 感光效应一定, 管电流减少到 1/2 时, 曝光时间应增加至原来的_____。

A. 8 倍　　　　　　　　　　　B. 6 倍

C. 4 倍　　　　　　　　　　　D. 3 倍

E. 2 倍

70. 荧光体在 X 线激发下产生的荧光, 发射方向是_____。

A. 从前向后发射　　　　　　　B. 从后向前发射

C. 从上向下发射　　　　　　　D. 从下向上发射

E. 无方向性

71. 间接数字摄影的方式是_____。

A. 常规 X 线摄影　　　　　　　B. CR

C. DR　　　　　　　　　　　　D. CT

E. DSA

72. 胶片特性曲线不能反映胶片的_____。
   A. 感光度　　　　　　　　B. 本底灰雾
   C. 感色性　　　　　　　　D. 最大密度
   E. 反差系数

73. 消除散射线的最有效方法是_____。
   A. 固有滤过　　　　　　　B. 缩小照射野
   C. 增加物-片距　　　　　　D. 减少曝光条件
   E. 使用滤线栅

74. 运用数学计算方法,将含有人体信息的数据直接转变成图像信息的过程是_____。
   A. 图像过滤　　　　　　　B. 图像降噪
   C. 图像强化　　　　　　　D. 图像重建
   E. 灰度处理

75. 自动冲洗机的冲洗程序中,不包括_____。
   A. 显影　　　　　　　　　B. 中间处理
   C. 定影　　　　　　　　　D. 水洗
   E. 干燥

76. 用于表征信号和噪声关系的指标是_____。
   A. 对比度噪声比　　　　　B. 信噪比
   C. 分辨度　　　　　　　　D. 清晰度
   E. 锐利度

77. 照射野过大,会增加照片的_____。
   A. 灰雾　　　　　　　　　B. 对比度
   C. 密度　　　　　　　　　D. 反差度
   E. 清晰度

78. 属于两次曝光的摄影体位是_____。
   A. 足前后位　　　　　　　B. 足侧位
   C. 足内斜位　　　　　　　D. 足外斜位
   E. 全足正位

79. 普通 X 线片的盲色是指_____。
   A. 红色　　　　　　　　　B. 黄色
   C. 绿色　　　　　　　　　D. 蓝色
   E. 紫色

80. 数字 X 线影像形成的过程不包括_____。
   A. 采集　　　　　　　　　B. 量化
   C. 转换　　　　　　　　　D. 显示
   E. 存档

81. 关于螺旋 CT 滑环技术的描述,错误的是_____。

  A. 扫描架转动部分和固定部分的连接由滑环和碳刷的接触而完成

  B. 采用低压滑环技术的 CT 中没有高压发生器

  C. 滑环的类型通常有高压滑环和低压滑环两种

  D. 高压滑环的缺点是碳刷和滑环的接触容易打火放电而造成干扰

  E. 现在高档 CT 普遍采用低压滑环技术

82. 数字减影血管造影的成像基础是_____。

  A. 图像相加   B. 图像相减

  C. 图像平滑   D. 图像相乘

  E. 图像相除

83. 关于摄影胶片存放条件的描述,错误的是_____。

  A. 保存环境避开辐射线的影响   B. 保存温度为 18 ~ 22 ℃

  C. 应避免产生压力效应   D. 避免接触有害气体

  E. 应在有效期内使用

84. 选择适当的 X 线量可改善照片对比度,是因为较好地利用了胶片特性曲线的_____。

  A. 趾部   B. 直线部

  C. 肩部   D. 顶点

  E. 反转部

85. 中心线与被照体局部边缘相切为_____。

  A. 前后方向   B. 后前方向

  C. 切线方向   D. 冠状方向

  E. 上下方向

86. 胸部右前斜位检查,冠状面与胶片夹角应呈_____。

  A. 10° ~ 15°   B. 20° ~ 25°

  C. 30° ~ 35°   D. 45° ~ 55°

  E. 65° ~ 70°

87. 显示颈椎椎间孔的最佳位置是_____。

  A. 正位   B. 斜位

  C. 侧位   D. 张口位

  E. 切线位

88. 股骨头无菌坏死的首选体位是_____。

  A. 髋关节正位   B. 髋关节侧位

  C. 髋关节侧斜位   D. 髋关节蛙形位

  E. 髋关节前后斜位

89. X 线摄影足正斜位片时,中心线应对准何处垂直于暗盒射入胶片_____。

  A. 第 2 跖骨头   B. 第 2 跖骨基底部

  C. 第 3 跖骨头   D. 第 3 跖骨基底部

E.第 2 楔骨中心

90. 髋关节前后位摄影时,应使足尖_____。
    A.稍内收   B.稍外展
    C.稍内旋   D.稍外旋
    E.垂直向上

91. 腰椎 CT 扫描时,给患者腿部垫起的目的是_____。
    A.让患者躺着更舒服
    B.减轻患者由于椎间盘突出引起的疼痛
    C.使腰椎的生理弧度减少
    D.使扫描机架减少倾斜角度
    E.避免患者的脚弄脏检查床

92. 关于优质 X 线片质量标准的叙述,错误的是_____。
    A.适当的密度值   B.良好的对比度
    C.较高的分辨率   D.照片斑点较多
    E.较小的失真度

93. X 线片影像颗粒度的影响因素不包括_____。
    A.感光银盐颗粒   B.增感屏荧光体
    C.X 线光子数量   D.显影条件因素
    E.观片者的视力

94. 减少运动模糊的方式不包括_____。
    A.提高胶片冲洗速度   B.缩短曝光时间
    C.暂停呼吸运动   D.固定肢体
    E.使用高感度胶片

95. 与 X 线衰减的强度大小无关的是_____。
    A.物质的原子序数   B.物质的密度
    C.物质的每克电子数   D.源射线的能量
    E.物质的温度

96. CT 机数据采集系统中,将模拟信息转换为数字信号的部件是_____。
    A.输入/输出系统   B.信号传送系统
    C.模/数转换器   D.逻辑放大器
    E.前组探测器

97. 关于体层面厚度的概念,正确的是 _____。
    A.病灶的厚度
    B.X 线穿透的厚度
    C.体层面的距离
    D.反映在体层片上影像清晰的组织厚度
    E.体层面到病灶的距离

98. 关于乳腺摄影的注意事项,错误的是_____。

A. 采用近距离摄影

B. X 线片应有上、下、左、右标记

C. 曝光时,乳腺皮肤应平坦,乳头呈切线位

D. 因乳腺均为软组织,故不必加压摄影

E. 应屏气曝光

99. 下列造影中,造影剂的引入方式属于生理排泄的是_____。

A. 胃肠道钡餐造影　　　　B. 逆行肾盂造影

C. 口服胆囊造影　　　　　D. 腹膜后充气造影

E. 颈内动脉造影

100. 有关 X 线胶片卤化银颗粒的叙述,错误的是_____。

A. 卤化银颗粒在感光材料中是最大的

B. 晶体颗粒大,感光度高

C. 晶体颗粒小,分辨率高

D. 晶体颗粒分布不均匀时,颗粒性好

E. 晶体颗粒大小不一时,宽容度大

实训题集－答案

1. E	2. E	3. E	4. E	5. A	6. C	7. D
8. D	9. C	10. B	11. C	12. E	13. B	14. D
15. A	16. A	17. A	18. D	19. E	20. E	21. C
22. E	23. B	24. A	25. A	26. E	27. B	28. D
29. B	30. A	31. C	32. A	33. E	34. A	35. C
36. B	37. C	38. D	39. E	40. E	41. B	42. B
43. C	44. A	45. C	46. E	47. D	48. D	49. E
50. A	51. E	52. E	53. B	54. C	55. A	56. A
57. E	58. E	59. C	60. B	61. E	62. A	63. C
64. C	65. B	66. B	67. E	68. B	69. E	70. E
71. B	72. C	73. E	74. D	75. B	76. B	77. A
78. E	79. A	80. E	81. B	82. B	83. B	84. B
85. C	86. D	87. B	88. A	89. D	90. C	91. C
92. D	93. E	94. A	95. E	96. C	97. D	98. D
99. C	100. D					

实训题集二

1. 于前后方向将人体纵切为左右两半的切面是_____。
    A. 冠状面   B. 矢状面
    C. 正中面   D. 横切面
    E. 水平面

2. 关于冠状面,错误的说法是_____。
    A. 是将人体纵切为前后两部的切面   B. 是将人体纵切为左右两部的切面
    C. 与水平面垂直   D. 与矢状面垂直
    E. 又称为额状面

3. 椎间孔由_____。
    A. 椎体和椎弓围成   B. 椎弓根和椎弓板围成
    C. 所有椎孔连接而成   D. 由所有横突孔连接而成
    E. 相邻椎骨的上切迹、下切迹围成

4. 下列关于肩关节的说法,错误的是_____。
    A. 由肩胛骨的关节盂与肱骨头构成   B. 有纤维软骨构成的盂唇
    C. 是球窝关节   D. 关节囊薄而松弛
    E. 最易从上方脱位

5. 有半月板的关节是_____。
    A. 膝关节   B. 胸锁关节
    C. 下颌关节   D. 肘关节
    E. 椎间关节

6. 胸膜腔的最低部分是_____。
    A. 膈胸膜   B. 椎胸膜
    C. 纵隔胸膜   D. 胸膜顶
    E. 肋膈隐窝

7. 产生 X 线的必备条件是_____。
    A. 电子源   B. 高速电子流
    C. 阳极靶面   D. 以上都是
    E. 以上都不是

8. 软组织摄影用 X 线管阳极的靶面材料是_____。
    A. 钨   B. 铁
    C. 金   D. 铝
    E. 钼

9. 下列叙述错误的是_____。

A. 管电压越高,产生的 X 线最短,波长越短

B. X 线的最短波长对应于最大光子能量

C. 管电压越高, X 线的产生效率越大

D. 阳极靶物质的原子序数越大, X 线的产生效率越大

E. 管电流越高, X 线的产生效率越大

10. X 线束成为混合射线的原因是_____。

    A. 阴极产生的电子能量不同   B. 固有滤过材料不同

    C. 靶物质的材料不同   D. 由于关电效应所致

    E. 由于康普顿效应所致

11. X 线在传播时,突出表现的性质是_____。

    A. 波动性   B. 微粒性

    C. 波粒二象性   D. 物理特性

    E. 生物效应特性

12. 关于 X 线物理效应的叙述,错误的是_____。

    A. 穿透作用   B. 电离作用

    C. 荧光作用   D. 热作用

    E. 着色作用

13. 关于康普顿效应的叙述,正确的是_____。

    A. 光子自身波长变短,产生散射现象

    B. 光子与内层电子作用产生康普顿效应

    C. 产生的散射线使胶片发生灰雾

    D. 与光电效应是同一种作用形式

    E. 当光子能量增加时,康普顿效应递减

14. 散射线主要产生于_____。

    A. 汤姆逊效应   B. 光电效应

    C. 康普顿效应   D. 电子对效应

    E. 光核效应

15. 在诊断射线能量范围内不会发生的作用过程是_____。

    A. 相干射线   B. 光电效应

    C. 康普顿效应   D. 电子对效应

    E. 电子效应

16. 影响 X 线"质"的因素是_____。

    A. 管电压   B. 滤过

    C. 高压波形   D. 以上都是

    E. 以上都不是

17. 关于 X 线"质"的描述,错误的是_____。

    A. 即 X 线的强度   B. 由 X 线的波长决定

    C. 由 X 线的频率决定   D. X 线波长越短,穿透力越强

E. X 线波长越长, X 线"质"越硬

18. 细小玻璃碎片进入眼内, 该异物属于_____。
    A. 不透性异物   B. 半透性异物
    C. 透过性异物   D. 金属性异物
    E. 磁性异物

19. 组织器官对 X 线的衰减程度最大的是_____。
    A. 骨骼   B. 肌肉
    C. 脂肪   D. 空气
    E. 软组织

20. 组织对 X 线衰减由大到小的顺序是_____。
    A. 空气、脂肪、肌肉、骨   B. 骨、肌肉、脂肪、空气
    C. 骨、脂肪、肌肉、空气   D. 骨、肌肉、空气、脂肪
    E. 空气、肌肉、脂肪、骨

21. 能表示固有滤过的是_____。
    A. 铝当量   B. 半值层
    C. 铅当量   D. 以上都是
    E. 以上都不是

22. 吸收剂量的 SI 单位是_____。
    A. Gy   B. rad
    C. SV   D. C/kg
    E. ci

23. 关于 X 线防护原则, 错误的是_____。
    A. 合理降低个人受照挤量   B. 缩短受照时间
    C. 建立屏障防护   D. 缩短照射距离
    E. 合理降低全民 X 线检查频率

24. 外照射防护的一般措施有_____。
    A. 时间防护   B. 距离防护
    C. 屏障防护   D. 以上都是
    E. 以上全不是

25. 放射防护的基本原则是_____。
    A. 实践的正当化   B. 防护最优化
    C. 个人剂量限制   D. 以上都是
    E. 以上都不是

26. 铅当量的单位是_____。
    A. mmPb   B. cmPb
    C. mPb   D. dmPb
    E. nmPb

27. 放射工作条件在年有效剂量当量有可能超过 15 mSv/年时, 定为_____。

A. 已种工作条件　　　　　　　　　B. 丙种工作条件

C. 戊种工作条件　　　　　　　　　D. 甲种工作条件

E. 丁种工作条件

28. 在影像诊断的情况下,对 CT 检查中的最优化是_____。

　　A. 扫描中尽量缩小扫描野　　　　　B. 能少扫的不要多扫

　　C. 能厚扫的不要薄扫　　　　　　　D. 能不增强的就不增强

　　E. 以上都是

29. 对颞骨内微小结构的评价,优势的检查方法为_____。

　　A. X 线平片检查　　　　　　　　　B. CT

　　C. MRI　　　　　　　　　　　　　D. B 超

　　E. MR 功能成像

30. 脊椎结核的最好发部位在_____。

　　A. 椎弓板和关节突内侧　　　　　　B. 横突内侧

　　C. 椎突内侧　　　　　　　　　　　D. 上关节突、下关节突

　　E. 下关节突

31. 无菌性骨坏死最常见的部位是_____。

　　A. 肱骨头　　　　　　　　　　　　B. 髌骨

　　C. 膝部股骨外侧髁　　　　　　　　D. 桡骨小头

　　E. 股骨头

32. 十二指肠溃疡最好发的部位是_____。

　　A. 十二指肠球后壁　　　　　　　　B. 十二指肠降部

　　C. 十二指肠升部　　　　　　　　　D. 十二指肠球部

　　E. 十二指肠水平部

33. 男性尿道最窄处是_____。

　　A. 尿道外口　　　　　　　　　　　B. 海绵体部尿道

　　C. 球部尿道　　　　　　　　　　　D. 尿道舟状窝

　　E. 前列腺部尿道

34. 关于管电压,叙述正确的是_____。

　　A. 是指加于 X 线管两级间的最高有效值电压

　　B. 是指加于 X 线管两级间的最高平均值电压

　　C. 最高管电压与 X 线管的长度、形状、介质及材料无关

　　D. 管电压的单位是伏特

　　E. 是加于 X 线管两端的峰值电压

35. 旋转阳极 X 线管与固定阳极 X 线管相比,优点是_____。

　　A. 焦点大,功率小　　　　　　　　B. 焦点小,功率大

　　C. 焦点大,功率大　　　　　　　　D. 焦点小,功率小

　　E. 焦点功率均不变

36. 关于胶片的保存与管理,叙述正确的是_____。

A. 标准存储的条件为 5~10 ℃ 　　　　B. 片盒应水平位置放置

C. 标准存储湿度为 30%~50% 　　　　D. 有效期一般为出厂后 18 个月

E. 冷藏的胶片可直接使用

37. 医用感绿 X 线胶片的吸收光谱峰值为_____。

A. 390 nm

B. 420 nm

C. 550 nm

D. 700 nm

E. 1 000 nm

38. 传统颗粒胶片的感光材料为_____。

A. AgCl

B. AgBr

C. AgI

D. AgF

E. AgBr+AgI

39. 关于胶片颗粒,叙述正确的是_____。

A. 晶体颗粒大,感光度低

B. 晶体颗粒分布均匀,对比低

C. 晶体颗粒大小不一,宽容度大

D. 晶体颗粒小,分辨力低

E. 晶体颗粒分布均匀,颗粒性差

40. 关于明胶,叙述错误的是_____。

A. 能提高乳剂的感光度 　　　　B. 能起保护作用

C. 能热熔冷凝 　　　　D. 不参与坚膜作用

E. 黏性强

41. 关于扁平颗粒胶片,叙述不正确的是_____。

A. 提高影像锐利度 　　　　B. 可做成肺对称屏片体系

C. 以碘化银为感光乳剂 　　　　D. 可提高显影、定影的速度

E. 允许使用显影、定影增强剂

42. 关于胶片特性曲线,叙述正确的是_____。

A. 描绘曝光量与密度之间关系

B. 各部分为线性关系

C. 由足部、直线部、肩部、上升部构成

D. 足部曝光过度

E. 产生反转是由于曝光不足所致

43. X 线胶片对射线对比度的放大能力称为_____。

A. 相对感度 　　　　B. 平均斜率

C. 胶片对比度 　　　　D. 照片对比度

E. 感光度

44. 照片上各组织间密度差异称为_____。

A. 组织对比度 　　　　B. 胶片对比度

C. 照片对比度 　　　　D. 物体对比度

E. X 线对比度

45. 物质在射线激发下将吸收的能量以可见光形式释放称为_____。
 A. 发射现象 B. 荧光现象
 C. 感光现象 D. 吸收现象
 E. 衰变现象

46. 关于增感屏，叙述正确的是_____。
 A. 钨酸钙屏荧光转换效率高 B. 稀土屏只能与感蓝胶片配合使用
 C. 稀土屏的发光效率高于钨酸钙屏 D. 钨酸钙屏的发射光谱为 420 nm
 E. 稀土屏的发射光谱为 560 nm

47. X 线胶片特性曲线的直线部是指_____。
 A. 密度与照射量的变化不成比例的部分
 B. 密度与照射量的变化成比例的部分
 C. 不是摄影中力求应用的部分
 D. 密度与照射量没联系的部分
 E. 也成为肩部

48. 感蓝胶片的敏感光谱的峰值在_____。
 A. 220 nm B. 320 nm
 C. 420 nm D. 520 nm
 E. 620 nm

49. 下列_____不是增感屏的结构。
 A. 基层 B. 感光乳剂层
 C. 保护层 D. 反射层
 E. 吸收层

50. 增感屏结构中，吸收层的作用是_____。
 A. 提高发光效率 B. 提高清晰度
 C. 改善颗粒度 D. 控制量子斑点
 E. 提高对比度

51. 增感屏的使用注意事项中，错误的是_____。
 A. 不应存放在高温、潮湿及过分干燥的地方
 B. 防止水或药液溅污
 C. 胶片应随装随用
 D. 暗盒要直立放置
 E. 应定期用乙醇清洁剂擦去污渍，擦去污渍后用强光晒干

52. 形成潜影的先决条件是_____。
 A. 晶体错位 B. 晶体点阵缺陷
 C. 光量子被卤化银吸收 D. 自发还原
 E. 晶体物理结构的不完整性

53. 潜影的组成成分是_____。

　A. 电子　　　　　　　　　　　　B. 溴离子

　C. 银离子　　　　　　　　　　　D. 显影中心

　E. 感光中心

54. 显影容量最大的显影剂是_____。

　　A. 对苯二酚　　　　　　　　　B. 邻苯二酚

　　C. 菲尼酮　　　　　　　　　　D. 米土尔

　　E. 对苯二胺

55. 显影液中促进剂的作用是_____。

　　A. 维持显影液中 pH 值的相对稳定　　B. 防止污染

　　C. 微粒显影　　　　　　　　　　　　D. 避免显影液氧化

　　E. 促进坚膜过程

56. 显影的作用是_____。

　　A. 形成潜影　　　　　　　　　B. 形成感光中心

　　C. 形成显影中心　　　　　　　D. 形成光密度影像

　　E. 形成灰雾中心

57. 在下列化学药品中,哪种是显影液和定影液的共同药品_____。

　　A. $Na_2S_2O_3$　　　　　　　　　　B. KBr

　　C. Na_2SO_3　　　　　　　　　　　D. Na_2CO_3

　　E. $K_2SO_4H_2O$

58. 水洗的主要目的是_____。

　　A. 洗去附着于照片上的污物

　　B. 中和残留在照片上的酸剂

　　C. 洗去定影后残留在乳剂中的显影剂及其氧化物

　　D. 洗去定影后残留在乳剂中的硫代硫酸钠及其络合物

　　E. 洗涤掉照片上的未感光的银盐

59. 自动冲洗机显影温度的设定范围,适宜的是_____。

　　A. 18～20 ℃　　　　　　　　B. 20～22 ℃

　　C. 33～35 ℃　　　　　　　　D. 40～45 ℃

　　E. 45～50 ℃

60. 直接转换技术的 DR 中应用的转换介质是_____。

　　A. 影像版　　　　　　　　　　B. 增感屏

　　C. 碘化铯　　　　　　　　　　D. 非晶硒

　　E. 非晶硅

61. 256×256 形式表示的是_____。

　　A. 像素　　　　　　　　　　　B. 视野

　　C. 矩阵　　　　　　　　　　　D. 像素大小

　　E. 视野大小

62. 组成图像矩阵中的基本单元的是_____。

A. 体素
B. 像素

C. 元素
D. 灰阶

E. 视野

63. 当视野大小固定时,下列叙述正确的是_____。

A. 矩阵越大,像素越小
B. 矩阵越大,像素越大

C. 矩阵变小,像素不变
D. 矩阵越小,像素越小

E. 矩阵越大,像素越少

64. 灰度级数与图像的关系,错误的描述是_____。

A. 像素位数越多,灰度级数越多
B. 像素位数越多,图像细节越多

C. 灰度级数越多,图像细节越多
D. 灰度级数越少,图像质量越高

E. 灰度级数越多,图像越细腻

65. 用原始数据经计算而得到影像数据的过程称为_____。

A. 模数转换
B. 数模转换

C. 重建
D. 滤波

E. 量化

66. X线影像中观察到的亮度水平随机波动称为_____。

A. 灰雾
B. 密度

C. 灰阶
D. 噪声

E. 伪影

67. 照片或显示器上呈现的黑白图像的各点表现的不同深度灰度称为_____。

A. 噪声
B. 量化

C. 比特
D. 灰阶

E. 像素

68. IP是表示_____。

A. 暗盒
B. 屏片系统

C. 成像板
D. 激光胶片

E. 增感屏

69. 对影像板的使用,叙述错误的是_____。

A. 影像板应装在暗盒内使用
B. 影像板潜影消除后可重复使用

C. 影像板潜影未消除时,不可重复使用
D. 影像板只要不损伤,便可无限期使用

E. 影像板外观酷似增感屏

70. 12位(bit)的成像系统能提供的灰度级数为_____。

A. 256
B. 521

C. 1 024
D. 2 048

E. 4 096

71. CR经X线照射后在影像版存留的是_____。

A. 模拟影像
B. 数字影像

C. 黑白影像
D. 彩色影像

E. 电信号

72. CR 是利用_____进行成像。
  A. 光激励存储荧光体　　　　　　B. 非晶硒等光电转换晶体
  C. 稀土　　　　　　D. 影像增强器
  E. 光电倍增管

73. CR 的影像载体是_____。
  A. 平板探测器　　　　　　B. IP
  C. CCD　　　　　　D. 光激励发光物质
  E. II

74. CR 成像过程中,IP 将 X 线转化为_____。
  A. 电信号　　　　　　B. 可见光
  C. 数字信号　　　　　　D. 高能射线
  E. 银离子

75. DICOM 在各种设备间主要传送的是_____。
  A. 电子数据　　　　　　B. 图像
  C. 声音　　　　　　D. 视频信号
  E. 医学图像及其信息

76. 影像板曝光后,应在_____内进行信号读取。
  A. 1 min　　　　　　B. 1 h
  C. 8 h　　　　　　D. 12 h
  E. 24 h

77. 直接平板探测器中将射线转化为电信号的是_____。
  A. 非晶硒　　　　　　B. 非晶硅
  C. 光激励荧光体　　　　　　D. 光电倍增管
  E. CCD

78. X 线照射到直接平板探测器上时,X 线光子使非晶硒激励出_____。
  A. 可见光　　　　　　B. 电子空穴对
  C. 荧光　　　　　　D. 正电子
  E. 低能 X 线

79. 平板探测器可用于数字减影血管造影的根本原因是_____。
  A. 对比度好　　　　　　B. 分辨率高
  C. 成像速度慢　　　　　　D. 可以动态成像
  E. 视野大

80. DR 相比于 CR_____。
  A. 成像时间短　　　　　　B. X 线利用效率高
  C. 图像质量好　　　　　　D. 系统成本高
  E. 以上都是

81. 关于 CR 的工作原理,正确的描述是_____。

A.影像板由基层、荧光体层和保护层构成 B.影像板由基层、晶体层构成

C.影像板用于检测图像数据 D.影像板用于存储图像数据

E.影像板用于传输图像数据

82.屏/片系统成像与数字平板 X 线摄影的共同之处是_____。

    A.图像存储   B.成像能源

    C.转换介质   D.成像方式

    E.传输方式

83.应用非晶硒和薄膜晶体管阵列技术制成的探测器是_____。

    A.硒鼓检测器   B.影像板成像转换器

    C.直接转换平板探测器   D.间接转换平板探测器

    E.多丝正比室检测器

84.从 X 线到影像按"潜影→可见光→数字→影像"这一程序转换的是_____。

    A.II+TV 摄影机   B.成像板

    C.闪烁体+CCD 摄影机阵列   D.直接转换平板探测器

    E.间接转换平板探测器

85.平板探测器能够成为平板形状,主要是探测器的单元阵列采用了_____。

    A.薄膜晶体管技术   B.光敏照相机技术

    C.光电倍增管技术   D.光激励发光技术

    E.非晶硒技术

86.关于 CR 的叙述,_____不正确。

    A.CR 将透过人体的 X 线影像信息记录于影像板上,而不是记录于胶片上

    B.影像板不能重复使用

    C.影像板上的潜影经激光扫描系统读取,并转换为数字信号

    D.影像的数字化信号经图像处理系统处理,可在一定范围内调节图像

    E.CR 的数字化图像信息可用磁带、磁盘和光盘长期保存

87.CR 摄影和常规 X 线摄影的不同之处在于_____。

    A.使用影像版代替胶片   B.X 线发生器不同

    C.人体 X 线吸收系数不同   D.对 CR 图像的观察与分析不同

    E.将已摄影的 X 线胶片数字化

88.CR 图像处理不包括_____。

    A.灰阶处理   B.窗位处理

    C.伪彩处理   D.数字减影处理

    E.X 线吸收率减影处理

89.CR 图像与 X 线成像比较,表述不正确的是_____。

    A.均必须用 X 线照射   B.均为灰度图像

    C.均为重叠图像   D.均为二维图像

    E.均由像素组成,观察、分析方法相同

90.CR 的图像处理功能,不包括_____。

A. 灰阶处理　　　　　　　　B. 窗位处理

C. 时间减影处理　　　　　　D. 能量减影处理

E. 磁信号处理

91. 数字减影血管造影是_____。

A. X 线屏片系统与计算机数字图像系统的结合

B. X 线电视系统与计算机数字图像系统的结合

C. X 线屏片系统与血管造影系统的结合

D. X 线电视系统与血管造影系统的结合

E. 以上描述均不对

92. 数字减影血管造影中采集到的存储于存储器中的没有对比的图像称为_____。

A. 数字影像　　　　　　　　B. 对比影响

C. Mask 影像　　　　　　　D. 减影像

E. 原始影像

93. 数字减影血管造影中一般进行两次曝光,一次是在造影剂到达感兴趣区之前,另一次是在_____。

A. 造影剂到达感兴趣区之后

B. 造影剂到达感兴趣区并出现最大浓度时

C. 造影剂到达感兴趣区并出现最大浓度后

D. 造影剂到达感兴趣区并出现最大浓度前

E. 造影剂消退后

94. 数字减影血管造影须对两次采集的图像进行数字图像处理中的_____。

A. 图像相加　　　　　　　　B. 图像相减

C. 图想相乘　　　　　　　　D. 图像相除

E. 图像积分

95. 静脉注射数字减影血管造影的缺点不包括_____。

A. 造影剂到达兴趣区时被稀释严重

B. 小血管显示效果不好

C. 有一定损伤性

D. 需要高浓度造影剂

E. 外周静脉显示效果差

96. 能量减影成像是使用两种_____进行成像。

A. 不同能量的造影剂　　　　B. 不同能量的 X 线

C. 不同能量的电流　　　　　D. 不同能量的机械波

E. 不同能量的机器

97. 关于数字减影血管造影的临床应用,下列_____描述不正确。

A. 可行数字化信息存储　　　B. 所用对比度浓度低,剂量少

C. 可实时观察血流的动态图像　D. 可作为功能检查手段

E. 数字减影血管造影图像质量高,血管及其病变显示清楚

98. 数字减影血管造影的常用成像方式是_____。

    A. 时间减影　　　　　　　　　　B. 能量减影

    C. 混合减影　　　　　　　　　　D. 体层减影

    E. K-缘减影

99. 下列对 CT 的叙述中,错误的是_____。

    A. CT 图像是数字图像　　　　　　B. CT 成像仍使用 X 线

    C. CT 是多参数成像　　　　　　　D. CT 扫描层是二维体积

    E. CT 可以进行薄层扫描

100. CT 扫描时,球管连接旋转曝光,检查床不停顿单向移动并采集数据的方式是_____。

    A. 步进扫描　　　　　　　　　　B. 螺旋扫描

    C. 间隔扫描　　　　　　　　　　D. 持续扫描

    E. 高速扫描

实训题集二答案

A. B	2. B	3. E	4. E	5. A	6. E	7. D
8. E	9. E	10. A	11. C	12. E	13. C	14. C
15. D	16. D	17. E	18. B	19. A	20. B	21. A
22. A	23. D	24. D	25. D	26. A	27. D	28. E
29. B	30. A	31. E	32. D	33. A	34. E	35. B
36. D	37. C	38. E	39. C	40. D	41. C	42. A
43. C	44. C	45. B	46. C	47. B	48. C	49. B
50. B	51. E	52. C	53. D	54. C	55. A	56. D
57. C	58. D	59. E	60. D	61. C	62. B	63. A
64. D	65. C	66. D	67. D	68. C	69. D	70. E
71. A	72. A	73. B	74. B	75. E	76. C	77. A
78. B	79. D	80. E	81. A	82. B	83. C	84. B
85. A	86. B	87. A	88. C	89. E	90. E	91. B
92. C	93. B	94. B	95. E	96. B	97. D	98. A
99. C	100. B					

实训题集三

1. 国际用 CT 的英文全称是_____。
   A. ComputerAided Tomography
   B. Computer Trans-AxaTomography
   C. Computerized Tomography
   D. Computer Tomography
   E. Computerizedransvense Tomography

2. CT 扫描临床应用范围包括_____。
   ①增强观察血管与病灶关系
   ②定位穿刺活检
   ③对病灶进行长度、面积、体积测定
   ④平片无法显示的软组织
   ⑤骨矿物质含量测定
   A.①②③
   B.①②⑤
   C.①④⑤
   D.②③④
   E.①②③④⑤

3. 目前 CT 扫描最多应用于_____。
   A. CT 介入
   B. 影像诊断
   C. 放射治疗计划的制订
   D. 手术路径方案
   E. 骨矿物质含量测定

4. CT 与常规体层摄影相比,其优势是_____。
   ①空间分辨率高　②低对比度分辨率高　③无层外干扰阴影
   ④可获得冠状面、矢状面图像　⑤受照剂量小
   A.①②③
   B.①②⑤
   C.①④⑤
   D.②③④
   E.③④⑤

5. 对 CT 扫描工作原理的理解,正确的是_____。
   A. 利用 X 线锥形线束穿透被检体
   B. 探测器接收 X 线之后,直接成像
   C. 探测器接收 X 线之后,转换为视频信号并显示在监视器上
   D. 探测器接收 X 线之后,经 A/D 转换成数字信号送到计算机重建图像,再转成视频信号并显示在监视器上
   E. 探测器接收 X 线之后,计算机经 D/A 转换成视频信号并显示在监视器上

6. 螺旋 CT 扫描是指_____。
   A. 超高速 CT 扫描
   B. 动态扫描
   C. 高分辨率扫描(HRCT)
   D. X 线连续曝光,连续进床的扫描方式
   E. 电子束 CT 扫描

7. 与空间分辨率无关的是_____。

A. X 线束宽度 　　　　　　　　　　B. 扫描矩阵大小

C. 重建函数 　　　　　　　　　　　D. 重建速度

E. 探测器数目

8. 不属于 CT 机调试内容的是_____。

A. 扫描床进床精度 　　　　　　　　B. CT 值均匀性

C. 图像空间分辨率 　　　　　　　　D. 图像密度分辨率

E. 电流频率

9. 不属于 CT 性能评价项目的是_____。

A. 密度分辨率 　　　　　　　　　　B. 空间分辨率

C. 噪声 　　　　　　　　　　　　　D. 图像的均一性

E. X 线管焦点尺寸

10. 下列不属于 CT 扫描系统的是_____。

A. 机架 　　　　　　　　　　　　　B. 档案系统

C. 扫描床 　　　　　　　　　　　　D. 探测器

E. 计算机

11. 关于 CT 成像过程的论述,正确的是_____。

①A/D 与 D/A 转换器是 CT 主要部件　　②计算机运算结果是数字输出

③计算机只能接收数字信号　　　　　　④A/D 是将数字信号转换成模拟信号

⑤图像重建不属于 CT 成像过程

A. ①②③ 　　　　　　　　　　　　B. ①②⑤

C. ①④⑤ 　　　　　　　　　　　　D. ②③④

E. ③④⑤

12. 螺旋 CT 扫描与常见 CT 扫描比较,关键区别为_____。

A. 球管运动 　　　　　　　　　　　B. 扫描时间

C. 采集方式 　　　　　　　　　　　D. 三维信息

E. 图像重建

13. 螺旋 CT 扫描与图像的纵向分辨率关系最大的是_____。

A. 螺距 　　　　　　　　　　　　　B. 层厚

C. 床速 　　　　　　　　　　　　　D. 扫描时间

E. 扫描电压

14. 关于螺旋 CT 扫描的应用,错误的解释是_____。

A. 临床应用范围一般与常规 CT 扫描相同　B. 时间分辨率优于常规 CT

C. 不会产生阶段梯状伪影 　　　　　D. 图像显示不是一个真实的平面

E. 可进行 CT 血管成像

15. CT 的成像方式为_____。

A. 透射成像 　　　　　　　　　　　B. 衰减系数

C. 荧光作用 　　　　　　　　　　　D. 光电转换

E. 数字重建

16. 患者 CT 扫描区要除去金属饰物,目的在于_____。
    A. 以防饰物丢失   B. 可降低曝光参数
    C. 防止掉入机架内   D. 防止图像伪影产生
    E. 患者躺卧时舒适

17. 每日 CT 开机后,必须先完成的项目是_____。
    ①设备自检   ②照相机装片
    ③洗片机加温   ④球管加热
    ⑤空气校准
    A. ①②③   B. ①②⑤
    C. ①④⑤   D. ②③④
    E. ③④⑤

18. 层厚、层间距为 3~5 mm 的扫描称为_____。
    A. 薄层扫描   B. 超薄层扫描
    C. 重叠扫描   D. 高分辨率扫描
    E. 夹层扫描

19. 肺部病灶 CT 值的测量选用病变中间层面,其原因是_____。
    A. 容易测量   B. 病灶范围比较大
    C. 是病灶的实质所在   D. 减少容积效应的影响
    E. 此层面增强效果好

20. CT 增强扫描常用造影剂的类别为_____。
    A. 阴性造影剂   B. 口服碘剂造影剂
    C. 油制碘剂   D. 水溶性碘剂
    E. 非水溶性碘剂

21. 颅脑横断扫描,可较好显示第四脑室和基底节区的组织结构的扫描基线应采用_____。
    A. 听眉线   B. 听眦线
    C. 听眶线   D. 听鼻线
    E. 听口线

22. 颅脑增强扫描的适应证是_____。
    ①颅脑外伤   ②颅脑占位病变   ③脑血管病变
    ④平扫颅内组织密度异常   ⑤急性颅内出血
    A. ①②③   B. ①②⑤
    C. ①④⑤   D. ②③④
    E. ③④⑤

23. 胸部横断扫描,患者两臂上举屈肘抱头的目的是_____。
    A. 患者适宜   B. 防止移动
    C. 减少干扰影   D. 便于增强注射
    E. 利于呼吸

24. 从肘静脉注入造影剂后,肝动脉期最佳显示时间在_____。
    A. 50 s 内　　　　　　　　　　　B. 10 s 内
    C. 15 s 内　　　　　　　　　　　D. 21 s 内
    E. 30 s 内

25. 在 CT 扫描中受呼吸运动影响最小的脏器是_____。
    A. 肝脏　　　　　　　　　　　　B. 胰腺
    C. 肾脏　　　　　　　　　　　　D. 脾
    E. 膀胱

26. 女性盆腔扫描,对患者有选择性的准备工作是_____。
    A. 大量饮低浓度碘水或水　　　　B. 膀胱充盈
    C. 阴道内放置 OB 卫生栓或纱布填塞　　D. 除掉金属物品
    E. 交代注意事项

27. 影响密度分辨率的因素是_____。
    ①探测器孔径　　②噪声　　③层厚　　④X 线量　　⑤像素
    A. ①②③④　　　　　　　　　　B. ①②③⑤
    C. ①③④⑤　　　　　　　　　　D. ①②③④
    E. ②③④⑤

28. 关于 CT 扫描层厚的理解,错误的是_____。
    A. 层厚是 CT 扫描技术参数的重要参数
    B. 层厚薄,空间分辨率高
    C. 层厚加大,密度分辨率低
    D. 层厚的选择,应根据扫描部位的病变大小而决定
    E. 层厚薄,病灶检出率高

29. 常规颅脑平扫,下列准备工作中可不做的是_____。
    A. 对患者的解释工作　　　　　　B. 摘掉患者头上金属饰物
    C. 摘掉患者的金属义齿　　　　　D. 提前做碘过敏试验
    E. 头颅固定措施

30. 冠状扫描应用最多的部位是_____。
    A. 头部　　　　　　　　　　　　B. 胸部
    C. 腹部　　　　　　　　　　　　D. 脊部
    E. 四肢

31. 要求闭眼扫描的部位是_____。
    A. 头颅 CT 扫描　　　　　　　　B. 眼球 CT 扫描
    C. 眼眶 CT 扫描　　　　　　　　D. 视神经孔 CT 扫描
    E. 以上都是

32. 与颅脑常规扫描比较,咽部扫描特有的注意事项是_____。
    A. 头颅固定　　　　　　　　　　B. 摘掉头上金属饰物
    C. 对不合作者采用药物镇静　　　D. 不做吞咽动作

E. 平静呼吸扫描

33. 胸部扫描,患者确实屏气困难,最好的措施是_____。

  A. 给患者做手势指令   B. 捂患者鼻口

  C. 令患者口式呼吸   D. 令患者腹式呼吸

  E. 增大电流,减少曝光时间

34. CT 值最高的是_____。

  A. 水   B. 脂肪

  C. 血液   D. 正常甲状腺

  E. 凝血

35. CT 扫描与常规 X 线检查的共同之处是_____。

  A. 均通过照片显示图像   B. 均以 X 线作为被检体的信息载体

  C. 均采用激光相机成像   D. 均为模拟图像

  E. 照射野均为锥形放射

36. CT 成像最关键的依据是_____。

  A. X 线的吸收衰减特性   B. X 线透过被照体之后的直进性

  C. 数据收集系统的特性   D. 多方位成像的特性

  E. 横断面图像显示特性

37. 螺旋 CT 优于常规 CT 的主要点是_____。

  A. 产热少   B. 扫描时间短,可以进行心血管扫描成像

  C. 除单层面扫描,还可以做容积扫描 D. 可以进行冠状动脉 3D 成像

  E. 可以进行仿真内窥镜成像

38. 对体素错误的理解是_____。

  ①体积单元的略语   ②构成 CT 图像的最小面积单元

  ③层面厚度大小   ④体素与像素为同一概念

  ⑤体素又称为容积素

  A. ①②③   B. ①②⑤

  C. ①④⑤   D. ②③④

  E. ③④⑤

39. 不会引起 CT 值改变的因素是_____。

  ①扫描方式   ②探测器数目

  ③射线能量   ④被检部位的组织结构

  ⑤扫描层厚

  A. ①②③   B. ①②⑤

  C. ①④⑤   D. ②③④

  E. ③④⑤

40. CT 操作台能实施的功能是_____。

  ①输入扫描参数   ②输入患者资料

  ③改变患者体位   ④控制造影剂流量

⑤控制扫描进程

A.①②③ B.①②⑤

C.①④⑤ D.②③④

E.③④⑤

41. CT 滤过器作用的关键是_____。

A. 吸收低能量的 X 线 B. 优化射线的能谱

C. 减少被检者的照射剂量 D. 使射线能量分布均匀

E. 变成近似单一的硬射线

42. D/A 转换器的作用是_____。

A. 将二进制数字信号转换成模拟信号 B. 将二进制数字信号转换成图像

C. 将电信号转换成二进制数字信号 D. 将电信号放大

E. 向计算机输入电信号

43. 扫描360°的数据采集,并非是一个完整的闭合环,这种扫描是_____。

A. 常规 CT 横断扫描 B. 常规 CT 冠状扫描

C. 常规 CT 矢状扫描 D. 间断 CT 横断扫描

E. 螺旋 CT 扫描

44. 关于 CT 机球管加温的论述,错误的是_____。

A. 每日新开机后,首先对 CT 球管进行加温训练

B. 球管训练时管电压由低逐渐升高

C. 通过球管加温训练,球管温度逐步升高

D. 开机运行期间,若连续 3 h 未再扫描,亦应进行加温训练

E. 球管加温增加曝光次数,不利于保护球管

45. 与图像显示上下位置偏移有关的操作是_____。

A. 患者摆位左右偏移 B. 扫描机架倾角过大

C. 床面升降调节有误 D. 床面进出调节有误

E. 扫描野选择有误

46. CT 增强扫描前患者禁食时间为_____。

A. 1 h B. 4 h

C. 8 h D. 12 h

E. 24 h

47. CT 扫描最优化是指_____。

A. 在不影响诊断的情况下,尽量缩小扫描野

B. 在不影响诊断的情况下,能少扫时不多扫

C. 在不影响诊断的情况下,能厚扫时不要薄扫

D. 在不影响诊断的情况下,能不增强时就不增强

E. 以上都是

48. CT 成像对呼吸控制要求最严格的是_____。

A. 膀胱扫描 B. 肝脏扫描

C. 前列腺扫描   D. 肾脏扫描

E. 肾上脉扫描

49. CT 增强图像效果的影响因素有_____。

①造影剂流率   ②造影剂总量   ③注射时间

④开始扫描时间   ⑤扫描速度

A. ①②③   B. ①②⑤

C. ①④⑤   D. ②③④

E. ①②③④⑤

50. 从肘静脉注入造影剂后,肝静脉期显示时间约在_____。

A. 30 s   B. 35 s

C. 45 s   D. 55 s

E. 60 s

51. 层厚与图像质量关系的论述,错误的是_____。

A. 层厚大小是影响图像分辨率的因素之一

B. 切层薄,图像空间分辨率好

C. 切层薄,图像密度分辨率好

D. 切层厚,探测器接收到的光子数增多

E. 切层厚,适用于病变范围较大的扫描

52. 不宜选做 CT 扫描的部位是_____。

A. 颅脑   B. 肝

C. 小肠   D. 胰腺

E. 脾

53. CT 扫描成像过程的基本步骤包括_____。

A. X 线的产生   B. 数据采集

C. 数据处理   D. 图像重建与显示

E. 以上全部

54. 要做呼吸训练的扫描部位是_____。

A. 头部   B. 脊柱

C. 腹部   D. 四肢

E. 骨盆

55. 头颅 CT 受线量相对少的扫描方式为_____。

A. 常规平扫   B. 薄层扫描

C. 重叠扫描   D. 细节扫描

E. 高分辨扫描

56. 颅脑增强扫描的禁忌证是_____。

A. 颅内血管瘤   B. 颅内鞍区病变

C. 颅内血管畸形   D. 急性颅内出血

E. 小脑脑桥角病变

57.肝、胆、胰扫描前常规口服低浓度碘水造影剂 500 ~ 800 mL,其目的是_____。

A.使胃充盈,排除胃疾病

B.肠曲充盈,鉴别肠曲与周围组织的关系

C.肾脏充盈,显示肾轮廓

D.增强肝、胆、胰影像的对比度

E.增加病变影像的对比度

58.关于斜射线的描述,错误的是_____。

A.是 X 线束中的一部分　　　　　　B.是中心线以外的射线

C.斜射线与中心线成角　　　　　　D.离中心线越远,成角越小

E.摄影极少利用斜射线

59.在数字减影血管造影检查方法中,用造影像和 mask 像两者获得时间先后的不同来达到减影目的的检查方法,称为_____。

A.能量减影　　　　　　　　　　B.混合减影

C.光学减影　　　　　　　　　　D.时间减影

E.胶片减影

60.应减少管电压值的病理因素是_____。

A.脓胸　　　　　　　　　　　　B.肺不张

C.严重肺气肿　　　　　　　　　D.肺实质性改变

E.成骨性骨改变

61.直接 X 线摄影的影像属于_____。

A.一维图像　　　　　　　　　　B.二维图像

C.三维图像　　　　　　　　　　D.彩色图像

E.反转图像

62.在照片上产生同等密度 1.0 时,无屏与有屏所需照射量之比称为_____。

A.吸收效率　　　　　　　　　　B.转换效率

C.传递效率　　　　　　　　　　D.发光效率

E.增感率

63.曝光时间的选择,不需要取决于被照体的_____。

A.检查部位　　　　　　　　　　B.密度

C.厚度　　　　　　　　　　　　D.有效原子序数

E.移动因素

64.对 X 线影像信息传递与转换过程的描述,错误的是_____。

A.对三维空间的被照体照射,取得载有被照体信息成分的强度不均匀分布

B.将不均匀的 X 线强度分布,通过接受介质转换为三维的光强度分布

C.借助看片灯(或显示器)将密度分布转换为可见光的空间分布

D.通过视网膜上明暗相间的图案,形成视觉的影像

E.通过识别、判断对影像做出评价或诊断

65.关于 X 线摄影中管电压的作用,错误的描述是_____。

A. 管电压表示着 X 线的穿透力　　　B. 管电压决定照片的密度

C. 管电压控制着照片影像对比度　　　D. 感光效应与管电压 n 次方成正比

E. 随着管电压的升高, X 线能量加大

66. X 线管窗口发出的射线束是_____。

A. 圆柱形射线束　　　　　　　　　　B. 正方形射线束

C. 矩形射线束　　　　　　　　　　　D. 扇形射线束

E. 锥形射线束

67. 在像面不同方位上实际焦点的投影称为_____。

A. 实际焦点　　　　　　　　　　　　B. 等效焦点

C. 有效焦点　　　　　　　　　　　　D. 主焦点

E. 副焦点

68. 钨酸钙增感屏发出的荧光色主要是_____。

A. 红色　　　　　　　　　　　　　　B. 橙色

C. 黄色　　　　　　　　　　　　　　D. 绿色

E. 蓝紫色

69. 管电流决定了 X 线的_____。

A. 穿透力　　　　　　　　　　　　　B. 频率

C. 光子数量　　　　　　　　　　　　D. 特征值

E. 波长

70. 关于 X 线对比度的描述,正确的是_____。

A. 透过被照体两部分的 X 线强度的和

B. 透过被照体两部分的 X 线强度平方的差

C. 透过被照体两部分的 X 线强度的比

D. 透过被照体两部分的 X 线强度的乘积

E. 透过被照体两部分的 X 线强度立方的差

71. 在 DR 直接转换式平板探测器中,所利用的光导材料是_____。

A. 溴化银　　　　　　　　　　　　　B. 非晶硒

C. 非晶硅　　　　　　　　　　　　　D. 碘化铯

E. 硫氧化钆

72. 主要用来改变影像的对比度、调节图像的整体密度的后处理方法是_____。

A. 过滤函数　　　　　　　　　　　　B. 图像重建

C. 灰度处理　　　　　　　　　　　　D. 频率处理

E. 均衡处理

73. 使锐利度降低的因素是_____。

A. 对比度增大　　　　　　　　　　　B. 散射线减少

C. 模糊值降低　　　　　　　　　　　D. 放大率增大

E. 焦点面积小

74. 客观性颗粒质量—颗粒度的最常用测量方法是_____。

A. 分区域统计   B. 几何学统计

C. 康普顿效应   D. 频谱法测量

E. RMS 颗粒和维纳频谱

75. X 线摄影中,使胶片产生灰雾的主要原因是_____。

A. 相干散射   B. 光电效应

C. 光核反应   D. 电子对效应

E. 康普顿效应

76. 阻光率与透光率的关系是_____。

A. 阻光率是透光率的平方   B. 阻光率是透光率的平方根

C. 阻光率是透光率的倒数   D. 阻光率是透光率的指数

E. 阻光率是透光率的对数

77. 普通 X 线胶片采用的卤化银主要是_____。

A. AgBr   B. AgCl

C. AgI   D. AgF

E. AgBr+AgF

78. 用于稀土增感屏的稀土元素主要是_____。

A. 锕系   B. 钡系

C. 锌系   D. 镧系

E. 碳系

79. 关于 X 线成像的几何因素叙述中,正确的是_____。

A. X 线摄影中有时没有放大

B. 焦-物距越大,放大率越大

C. 放大率取决于焦点-胶片的关系

D. 焦-物距离越大,放大率越小

E. 物-片距离越大,放大率越小

80. 造成栅切割效应的原因不包括_____。

A. 肢体位置不在摄影中心   B. 滤线栅反置

C. 上、下偏离栅焦距   D. 滤线栅双重偏离

E. 滤线栅侧向倾斜

81. CR 设备中,光电倍增管的作用是_____。

A. 存储影像信息   B. 将光信号转换成电信号

C. 激发卤化银影像信息   D. 记录 X 线影像信息

E. 消除影像板的影像数据

82. 胸部高电压摄影照片的对比度呈现出肺纹理连续追踪的效果,虽然对比度差一些,但病灶可见度加大。这种对比度称为_____。

A. 绝对对比度   B. 适当对比度

C. 调和对比度   D. 光学对比度

E. 射线对比度

83. X 线中,模糊的阈值即半影模糊值为_____。

    A. 0.1 mm   B. 0.2 mm

    C. 0.3 mm   D. 0.4 mm

    E. 0.5 mm

84. 散射线含有率是指散射线在作用于胶片上的_____。

    A. 全部射线量中所占比率   B. 全部射线量 1/2 所占比率

    C. 全部射线量 1/3 所占比率   D. 全部射线量 2/3 所占比率

    E. 有效射线量中所占比率

85. 关于窗位的叙述,正确的是_____。

    A. 显示 CT 值的大小   B. 窗宽的中间值称为窗位

    C. 不同物质的 CT 值不同   D. 选择以空气的 CT 值为标准

    E. 选择与组织的成分无关

86. 关于 CR 与 DR 相比较的叙述,正确的是_____。

    A. 成像时间短   B. X 线利用效率高

    C. 图像质量好   D. 系统成本高

    E. 成像过程烦琐

87. 照射野越大,产生的现象是_____。

    A. 散射线越少   B. 对比度越高

    C. 受辐射剂量加大   D. 摄影条件可降低

    E. 清晰度可提高

88. 关于切线投影的叙述,错误的是_____。

    A. 可使相邻部分 X 线吸收差异减小

    B. 对某些边缘凹陷的病灶可采用此法

    C. 对某些表面凸出的病灶可采用此法

    D. 是使中心线由被检部位边缘通过

    E. 可尽量避免病灶与周围组织重叠

89. 散射线对影像质量影响最大的是_____。

    A. 密度   B. 颗粒度

    C. 失真度   D. 对比度

    E. 模糊度

90. T 颗粒胶片吸收光谱的峰值在_____。

    A. 430 mm   B. 520 mm

    C. 550 mm   D. 633 mm

    E. 820 mm

91. 其他扫描条件不变,增大螺距可使_____。

    A. 辐射剂量增加   B. 部分容积效应减小

    C. 图像质量提高   D. 扫描时间缩短

    E. 图像重建速度降低

92. 数字减影血管造影是基于_____。
    A. 数字荧光成像　　　　　　　　B. 超声波成像
    C. 断层成像　　　　　　　　　　D. 核素成像
    E. 模拟成像

93. 对胸部纵隔淋巴结检出率最高的是_____。
    A. 胸部透视　　　　　　　　　　B. 胸部正位片
    C. 胸部侧位片　　　　　　　　　D. 胸部 CT 扫描
    E. 大气管体层摄影

94. 下面对胸部 CT 扫描技术叙述错误的是_____。
    A. 患者仰卧、头先进
    B. 有时为了区别少量胸水与胸膜肥厚,可以改为俯卧式
    C. 常规胸部 CT 扫描采用螺旋扫描
    D. 扫描基线从肺尖开始
    E. 常规扫描一个胸部前后正位像作为定位像

95. MRI 与 CT 相比较不具有优势的是_____。
    A. 中枢神经系统疾病
    B. 对纵隔及肺门淋巴结肿大、站位性病变的诊断
    C. 肺内病变(如钙化)及小病灶
    D. 半月板损伤
    E. 关节软骨的变性与坏死

96. 有哪种情况时不能做 MRI 检查_____。
    A. 体内有瓷类材料　　　　　　　B. 装有磁性或电子耳蜗者
    C. 非金属避孕环　　　　　　　　D. 患者体格大
    E. 妊娠超过 3 个月

97. 不适合做数字减影血管造影检查的是_____。
    A. 血管性疾病血管瘤、血管畸形　B. 血管疾病的介入治疗
    C. 血管手术后随访　　　　　　　D. 血管痉挛
    E. 了解肿瘤的血供

98. 适合做数字减影血管造影检查的情况是_____。
    A. 碘过敏
    B. 严重的心功能不全、肝功能不全、肾功能不全
    C. 严重的凝血功能障碍,有明显出血倾向
    D. 血管手术后随访
    E. 恶性甲状腺功能亢进、骨髓瘤

99. 数字减影血管造影检查的禁忌证不包括_____。
    A. 严重的心功能不全、肝功能不全、肾功能不全
    B. 高热、急性感染及穿刺部位感染
    C. 肺炎治疗后

D. 女性月经期及妊娠 3 个月以内者

E. 严重的动脉血管硬化

100. 动脉造影常规采用_____穿刺

A. 颈内动脉　　　　　　　　　　B. 颈外动脉

C. 股动脉　　　　　　　　　　　D. 股静脉

E. 锁骨下静脉

实训题集三答案

1. D	2. E	3. B	4. D	5. D	6. D	7. E
8. E	9. E	10. B	11. A	12. A	13. A	14. D
15. E	16. D	17. C	18. A	19. D	20. D	21. C
22. D	23. C	24. E	25. E	26. B	27. E	28. D
29. D	30. A	31. E	32. D	33. E	34. D	35. B
36. A	37. C	38. D	39. D	40. B	41. E	42. A
43. E	44. E	45. C	46. B	47. E	48. B	49. E
50. E	51. D	52. C	53. E	54. C	55. A	56. D
57. D	58. D	59. D	60. C	61. B	62. E	63. D
64. B	65. B	66. E	67. C	68. E	69. C	70. C
71. B	72. C	73. D	74. E	75. E	76. C	77. A
78. D	79. D	80. A	81. B	82. C	83. B	84. A
85. B	86. E	87. C	88. A	89. D	90. C	91. D
92. A	93. D	94. C	95. C	96. B	97. D	98. D
99. C	100. C					

实训题集四

1. CT扫描时,球管旋转数秒后停止,检查床移到下一扫描层面,重复进行下一次扫描的扫描方式是_____。
   - A. 常规扫描
   - B. 螺旋扫描
   - C. 间隔扫描
   - D. 持续扫描
   - E. 高速扫描

2. 多层螺旋CT与单层螺旋CT的主要区别是_____。
   - A. 球管数目多
   - B. 计算机多
   - C. 探测器排数多
   - D. 准直器多
   - E. 滤线栅多

3. 螺旋CT技术的实现主要是因为采用了_____。
   - A. 滑环与电刷技术
   - B. 电缆与高压发生器技术
   - C. 球管与准直器技术
   - D. 信号放大技术
   - E. 图像处理技术

4. 有关"窗口技术"的论述,错误的是_____。
   - A. 利用窗技术可将任一范围的CT值调到人眼可识别的16个灰阶显示
   - B. 窗位是指窗宽上限与下限CT值的平均值(中点)
   - C. 窗位与窗中心指的是同一个概念
   - D. 调窗目的是为了适应胶片的感光度
   - E. 视不同组织影像,应适当地调整窗宽/窗位

5. CT值的单位是_____。
   - A. KW
   - B. HU
   - C. W
   - D. CM
   - E. KV

6. CT与常规X线检查相比,突出的特点是_____。
   - A. 曝光时间短
   - B. 空间分辨率高
   - C. 密度分辨率高
   - D. 病变定位定性明确
   - E. 适用于全身各部位检查

7. 有关窗宽的论述,错误的是_____。
   - A. 窗宽决定显示CT值范围的大小
   - B. 窗宽加大,提高图像中低密度组织对比
   - C. 组织的CT值大于窗宽规定范围时呈白色
   - D. 窗宽加大,显示图像原灰阶层次增多
   - E. 调节窗宽可改变图像的密度差

8. 与传统 CT 比较,滑环技术改进的核心是_____。

    A. 高压电缆　　　　　　　　B. X 线球管

    C. 扫描机架　　　　　　　　D. 馈电方式

    E. 高压发生器

9. 多层螺旋 CT 对 X 线球管的要求最关键的是_____。

    A. 旋转速度　　　　　　　　B. 外形尺寸

    C. 焦点大小　　　　　　　　D. 阳极热容量大

    E. 冷却方式

10. 常规 CT 扫描层厚的确定是通过改变 X 线束的_____。

    A. 准直宽度　　　　　　　　B. 硬度

    C. 强度　　　　　　　　　　D. 剂量

    E. 强弱

11. CT 值定义公式中常熟(K)应该是_____。

    A. 500　　　　　　　　　　B. 1 000

    C. 2 000　　　　　　　　　D. −1 000

    E. −2 000

12. CT 机的前准直器位于_____。

    A. 探测器前　　　　　　　　B. 探测器后

    C. X 线管窗口　　　　　　　D. X 线管右侧

    E. X 线管左侧

13. 螺旋 CT 扫描又可称为_____。

    A. 动态扫描　　　　　　　　B. 容积扫描

    C. 快速扫描　　　　　　　　D. 同层扫描

    E. 定位扫描

14. 下列指标,CT 低于平片的是_____。

    A. 最大密度　　　　　　　　B. 最小密度

    C. 灰度等级　　　　　　　　D. 密度分辨力

    E. 空间分辨力

15. 最早应用于 CT 检查的部位是_____。

    A. 胸部　　　　　　　　　　B. 四肢

    C. 脊柱　　　　　　　　　　D. 头颅

    E. 腹部

16. CT 成像的物理基础是_____。

    A. X 线的吸收衰减　　　　　B. 计算机图像重建

    C. 像素的分布与大小　　　　D. 原始扫描数据的比值

    E. 图像的灰度与矩阵大小

17. 与 X 线体层摄影比较,CT 最主要的优点是_____。

    A. 无层面外组织结构重叠干扰　　B. 采用激光相机连拍

C. 辐射剂量较低   D. 可连续扫描

E. 体位简单

18. 螺距等于_____。

    A. 旋转架旋转360°床运动的距离除以检测器排数

    B. 旋转架旋转360°床运动的距离除以层间距

    C. 旋转架旋转360°床运动的距离除以层数

    D. 旋转架旋转360°床运动的距离除以层中心长度

    E. 旋转架旋转360°床运动的距离除以层厚或射线准直宽度

19. 视野的英文简写是_____。

    A. FOV   B. TOF

    C. FT   D. Pitch

    E. MSCT

20. 关于CT噪声的叙述，正确的是_____。

    A. 噪声的大小与扫描层厚有关   B. CT的图像质量与噪声无关

    C. 噪声不受X线照射剂量影响   D. 噪声与激光胶片上的曝光量有关

    E. 噪声是一种外界干扰因素

21. 磁共振成像中，主要针对人体内的_____进行成像

    A. 氧质子   B. 氢质子

    C. 电子   D. 氧中子

    E. 氢中子

22. MRA是指_____。

    A. 磁共振波谱成像   B. 磁共振血管成像

    C. 磁共振功能成像   D. 磁共振弥散成像

    E. 磁共振灌注成像

23. 关于听眶线的描述，正确的是_____。

    A. 外耳孔与眼眶下缘的连线   B. 外耳孔与眼外眦的连线

    C. 外耳孔与鼻前棘的连线   D. 外耳孔与眉弓的连线

    E. 外耳孔与鼻尖的连线

24. 中心线与被照体局部边缘相切为_____。

    A. 前后方向   B. 后前方向

    C. 切线方向   D. 冠状方向

    E. 轴方向

25. 被照体矢状面与胶片平行的摄影体位有_____。

    A. 胸部正位   B. 心脏右前斜位

    C. 梅氏位   D. 腕关节正位

    E. 胸部侧卧侧位

26. 侧卧后前位是指_____。

    A. 仰卧于摄影床上，X线从腹侧射入，从背侧射出

B.侧卧于摄影床上,X线从右或左侧射入,从左或右侧射出

C.仰卧于摄影床上,X线从背侧射入,从腹侧射出

D.侧卧于摄影床上,X线从背侧射入,从腹侧射出

E.侧卧于摄影床上,X线从腹侧射入,从背侧射出

27.第一斜位又称为_____。

A.右后斜位　　　　　　　B.左后斜位

C.左侧位　　　　　　　　D.右前斜位

E.左前斜位

28.关于轴位,以下错误的是_____。

A.有髌骨轴位摄影位置

B.有跟骨轴位摄影位置

C.中心线与被照体边缘相切

D.有颞骨岩部轴位

E.是指中心线与被照体长轴平行的摄影体位

29.与剑突末端至肚脐连线中点位于同一平面的是_____。

A.第12胸椎　　　　　　　B.第1腰椎

C.第2腰椎　　　　　　　D.第3腰椎

E.第4腰椎

30.以下体表标志正确的是_____。

A.胸骨颈静脉切迹相当于第2颈椎、第3颈椎水平

B.甲状软骨平第6颈椎水平

C.颈部后方最突出的骨的部分是第6颈椎棘突

D.胸骨角平第4胸椎、第5胸椎水平

E.剑胸关节平第7胸椎水平

31.颅骨骨折患者通常首选的摄影体位是_____。

A.头颅前后位、头颅侧位

B.头颅后前位、头颅侧位

C.头颅前后位、头颅仰卧水平侧位

D.柯氏位、瓦氏位

E.汤氏位、头颅仰卧水平侧位

32.拟诊上颌窦积液的患者应首选的摄影位置是_____。

A.俯卧瓦氏位　　　　　　B.站立瓦氏位

C.汤氏位　　　　　　　　D.柯氏位

E.头颅侧位

33.额窦、蝶窦、筛窦的最佳摄影位置分别是_____。

A.许氏位、瓦氏位、鼻窦侧位　　B.鼻窦侧位、梅氏位、瓦氏位

C.瓦氏位、鼻窦侧位、梅氏位　　D.瓦氏位、斯氏位、柯氏位

E.柯氏位、鼻窦侧位、瓦氏位

34. 除常规胸部后前位、侧位外,胸腔游离积液、包裹性积液、左心房增大还常选用的摄影体位是_____。
    A. 胸部侧卧后前位、切线位,右前斜位
    B. 胸部仰卧后前位、前凸位、左前斜位
    C. 切线位、右前斜位、胸部侧卧后前位
    D. 切线位、左前斜位、胸部仰卧后前位
    E. 右前斜位、胸部侧卧后前位、前凸位

35. 急腹症患者应首选的摄影体位是_____。
    A. 腹部站立侧位   B. 腹部仰卧前后位
    C. 腹部站立前后位   D. 腹部仰卧侧位
    E. 腹部侧卧后前位

36. 腰椎滑脱、腰椎椎弓狭部裂、脊柱裂分别首选的摄影体位是_____。
    A. 腰椎前后位、侧位;腰椎斜位;腰椎前后位、骶骨前后位
    B. 腰椎斜位;腰椎前后位、侧位;腰椎前后位、骶骨前后位
    C. 腰椎前后位、骶骨前后位;腰椎斜位;腰椎前后位、侧位
    D. 腰椎前后位、侧位;腰椎斜位;腰椎前后位、侧位
    E. 腰椎斜位;腰椎前后位、骶骨前后位;腰椎前后位、侧位

37. 关于头颅摄影注意事项的叙述,错误的是_____。
    A. 颅骨切线位可不用滤线器   B. 中心线倾斜角度必须准确
    C. 颅底骨折患者常取颌底位   D. 可取平静呼吸屏气后曝光
    E. 焦–片距一般为 100 cm

38. 柯氏位摄影,中心线与听眦线的夹角是_____。
    A. 15°   B. 23°
    C. 37°   D. 45°
    E. 53°

39. 额窦摄影,常规位置是_____。
    A. 柯氏位   B. 瓦氏位
    C. 斯氏位   D. 劳氏位
    E. 瑞士位

40. 关于瓦氏位摄影,以下错误的是_____。
    A. 瓦氏位是观察上颌窦的最佳体位
    B. 又称 Water 位
    C. 也可观察额窦和后组筛窦
    D. 听眦线与暗盒呈73°角
    E. 若怀疑有上颌窦积液,应站立位摄影

41. 正确选择乳突梅氏位的摄影角度,应是_____。
    A. 双25°   B. 双35°
    C. 双45°   D. 双55°

E. 双65°

42. 关于许氏位摄影的叙述,错误的是_____。
    A. 患者头颅呈标准侧位　　　　　　B. 耳郭前折
    C. 中心线向头侧倾斜25°　　　　　　D. 多用于检查乳突气房
    E. 中心线入射点对侧乳突尖上8 cm处

43. 下列体位,检查胆脂瘤的最佳选择是_____。
    A. 梅氏位　　　　　　　　　　　　B. 柯氏位
    C. 瑞氏位　　　　　　　　　　　　D. 切线位
    E. 仰卧水平侧位

44. 乳突双15°侧位,亦称为_____。
    A. 劳氏位　　　　　　　　　　　　B. 许氏位
    C. 伦氏位　　　　　　　　　　　　D. 梅氏位
    E. 斯氏位

45. 鼻骨侧位摄影时与胶片垂直的是_____。
    A. 听眦线　　　　　　　　　　　　B. 听眶线
    C. 听鼻线　　　　　　　　　　　　D. 听口线
    E. 瞳间线

46. 关于胸部摄影,错误的是_____。
    A. 两手背置于髋部,双肘内旋的主要目的是避免双臂投影于肺内
    B. 焦-片距应为180 cm
    C. 应使用滤线器
    D. 应使用短摄影时间
    E. 常规站立后前位

47. 常规肺部摄影时,正确的呼吸方式是_____。
    A. 平静呼吸　　　　　　　　　　　B. 平静呼气屏气
    C. 深吸气末屏气　　　　　　　　　D. 深呼气末屏气
    E. 缓慢连续呼吸

48. 成人心脏摄影的焦-片距为_____。
    A. 50 cm　　　　　　　　　　　　B. 85 cm
    C. 10 cm　　　　　　　　　　　　D. 120 cm
    E. 200 cm

49. 胸部摄影,焦-片距选用180 cm的原因是避免_____。
    A. 左右径较窄、前后径较薄引起的影像放大
    B. 左右径较厚、前后径较宽引起的影像放大
    C. 左右径较短、前后径较长引起的影像放大
    D. 左右径较扁、前后径较窄引起的影像放大
    E. 左右径较宽、前后径较厚引起的影像放大

50. 膈上肋骨摄影,采用的呼吸方式是_____。

A. 浅呼吸屏气   B. 深呼气屏气

C. 深吸气屏气   D. 平静呼吸屏气

E. 腹式呼吸屏气

51. 心脏左前斜位,冠状面与胶片的夹角是_____。

     A. 30°～50°   B. 45°～55°

     C. 55°～65°   D. 70°～80°

     E. 85°

52. 腹部摄影时的呼吸方式是_____。

     A. 深吸气后屏气   B. 深呼气后屏气

     C. 连续缓慢浅呼吸   D. 平静呼吸

     E. 以上都不是

53. 关于腹部仰卧前后位摄影的叙述,错误的是_____。

     A. 患者仰卧于摄影床上

     B. 腹部正中矢状面与床面垂直

     C. 胶片上缘超出剑突末端向上 3 cm

     D. 胶片下缘低于耻骨联合下 3 cm

     E. 中心线入射点位脐上 3 cm

54. 不宜用腹部仰卧前后位摄影的是_____。

     A. 观察泌尿系统结石   B. 观察腹部钙化

     C. 观察造影显示   D. 观察腹部异物

     E. 观察肠梗阻气液平面

55. 颈椎右前斜位摄影,观察的是_____。

     A. 右侧椎间孔   B. 左侧椎间孔

     C. 右侧横突孔   D. 左侧横突孔

     E. 椎孔

56. 椎弓狭部断裂时,正确的摄影体位是_____。

     A. 腰椎正位   B. 腰椎侧位

     C. 腰椎双斜位   D. 腰骶部斜位

     E. 腰骶部侧位

57. 关于腰椎前后位摄影的叙述,_____错误。

     A. 是常规位置   B. 必须使用滤线器

     C. 常与侧位片一同摄取   D. 脐下 3 cm 对准胶片中心

     E. 屈髋屈膝

58. 导致 X 线片运动模糊的因素,可暂时控制的是_____。

     A. 呼吸   B. 心脏搏动

     C. 胃肠蠕动   D. 痉挛

     E. 血流

59. 骨骼摄影距离的最佳选择是_____。

A. 150 cm   B. 100 cm

C. 80 cm   D. 60 cm

E. 50 cm

60. 观察舟状骨,应该摄_____。

 A. 腕关节后前位   B. 腕关节侧位

 C. 腕关节尺侧偏展位 D. 腕关节斜位

 E. 手后前位

61. 类风湿性关节炎,正确的摄影体位是_____。

 A. 双手正位   B. 单侧腕关节正位

 C. 双侧腕关节正位   D. 单手正位,包括腕关节

 E. 双手正位,包括腕关节

62. 肱骨穿胸侧位,适用的病变是_____。

 A. 肱骨骨折   B. 巩固骨疣

 C. 巩固骨髓炎   D. 肱骨成骨肉瘤

 E. 肱骨外科颈骨折

63. 肩关节正位摄影,中心线正确摄入点是_____。

 A. 锁骨的中点   B. 关节盂

 C. 肩峰   D. 肩胛骨喙突

 E. 肱骨头

64. 膝关节侧位摄影,关节应屈曲_____。

 A. 105°   B. 115°

 C. 125°   D. 135°

 E. 145°

65. 膝关节正位摄影时中心线应对准_____。

 A. 髌骨上缘   B. 髌骨中心

 C. 髌骨下缘   D. 髌骨上缘1 cm

 E. 髌骨下缘2 cm

66. 关于髋关节前后位摄影的叙述,正确的是_____。

 A. 髋关节定位点是:被检侧髂前上棘与耻骨联合上缘连线中点内下做垂线5 cm处

 B. 股骨颈及闭孔无投影变形

 C. 申通线不能显示

 D. 双下肢稍外旋

 E. 患者屈髋屈膝

67. 不可用碘化油的造影检查是_____。

 A. 瘘管造影   B. 椎管造影

 C. 心血管造影   D. 支气管造影

 E. 输卵管造影

68. 经肾排泄的离子型造影剂是_____。
    A. 胆影葡胺   B. 碘帕醇
    C. 优维显   D. 碘苯酯
    E. 泛影葡胺

69. 下列造影组合,错误的是_____。
    A. 脑血管—碘海醇   B. 心血管—碘油
    C. 消化道—钡剂   D. 泌尿系统—泛影葡胺
    E. 膀胱—双重对比

70. 血管造影时引入造影剂的方法属于_____。
    A. 口服法   B. 灌注法
    C. 直接引入法   D. 间接引入法
    E. 生理排泄法

71. 属于静脉肾盂造影禁忌证的是_____。
    A. 肾盂结石   B. 膀胱结石
    C. 尿道狭窄   D. 肾动脉狭窄
    E. 严重血尿

72. 以下不属于碘过敏实验方法的是_____。
    A. 静脉注射试验   B. 口服试验
    C. 舌下试验   D. 皮下试验
    E. 眼结合膜试验

73. 关于静脉肾盂造影中腹部压迫点,正确的是_____。
    A. 脐水平两侧   B. 第 1 腰椎水平两侧
    C. 耻骨联合上方 3 cm   D. 两侧髂前上棘连线水平
    E. 脐下两侧,骶骨岬水平

74. 关于肾盂造影时压迫腹部的叙述,错误的是_____。
    A. 防止造影剂流入膀胱   B. 压迫点为脐水平两侧
    C. 压迫球呈"倒八字"形放置   D. 压力为 10.64～13.30 kPa(80～100 mmHg)
    E. 观察全尿路时解除压迫

75. 解除因腹部加压引起迷走神经反应的最有效措施是_____。
    A. 抗休克措施   B. 注射阿托品
    C. 注射肾上腺素   D. 立即解除压迫
    E. 输液以加速造影剂的排泄

76. 下列不属于逆行肾盂造影的术前准备是_____。
    A. 排尿   B. 清洁肠道
    C. 备好导管   D. 碘过敏试验
    E. 膀胱镜

77. 关于乳腺摄影,错误的是_____。
    A. 采用近距离摄影,使用高分辨率胶片

B. 常规摄取内外斜位和头尾位

C. 因乳腺均为软组织,故不必加压

D. 必要时进行放大摄影以提高分辨率

E. 乳腺皮肤应平坦,乳头呈切线位

78. 新生儿摄取胸部正位时应选择_____。

A. 站立前后位   B. 站立后前位

C. 仰卧后前位   D. 半坐后前位

E. 仰卧前后位

79. 肠梗阻的首选摄影体位是_____。

A. 仰卧前后位   B. 侧卧侧位

C. 侧立前后位   D. 站立前后位

E. 右侧卧位水平前后位

80. 扁平足,正确的摄影体位是_____。

A. 单足水平侧位   B. 双足水平侧位

C. 单足倾斜侧位   D. 单足负重水平侧位

E. 双足负重水平侧位

81. CT 扫描注意事项中不包括_____。

A. CT 检查患者应先更衣、穿鞋套

B. 对于不合作患者,CT 扫描前应进行镇静或麻醉处理

C. 要增强扫描的患者,常规做碘过敏试验

D. 认真阅读申请书

E. 根据患者要求确定扫描参数

82. 下面对颅脑增强扫描的叙述,错误的是_____。

A. 颅脑增强扫描分为平扫后增强扫描和直接增强扫描两种方法

B. 平扫后增强扫描是在平扫基础上加做的增强扫描

C. 直接增强扫描是注入造影剂后的逐层连续扫描

D. 增强后的扫描时间依据病变的部位而定

E. 脑血管畸形、动脉瘤等,可在注射造影剂 50 mL 时开始扫描

83. 显示颅脑 CT 图像的窗宽,窗位选择正确的是_____。

A. 颅脑 CT 图像常用脑窗摄影

B. 窗宽 100 ~ 150 HU,窗位 35 HU 左右

C. 窗宽 80 ~ 100 HU,窗位 35 HU 左右

D. 窗宽 90 ~ 120 HU,窗位 40 HU 左右

E. 窗宽 100 ~ 120 HU,窗位 45 HU 左右

84. 下面对颅脑 CT 后处理技术应用正确的描述是_____。

A. 颅脑 CT 图像常用软组织窗摄影

B. 观察脑时用窗宽 80 ~ 100 HU,窗位 35 HU 左右

C. 骨窗的窗宽 1 500 ~ 2 000 HU,窗位 300 ~ 500 HU

    D. 观察软组织用窗宽 400~500 HU,窗位 30~60 HU

    E. 疑桥小脑角区病变者用窗宽 80~100 HU,窗位 35 HU 左右

85. 鼻与鼻窦 CT 扫描技术,正确的描述是_____。

    A. 横断位扫描,患者仰卧,先扫头颅正位定位像

    B. 冠状位扫描,对鼻窦病变的上下关系能清晰显示

    C. 横断位扫描,扫描范围从硬腭至蝶窦

    D. 冠状位扫描,扫描范围从蝶窦后起至上颌窦前壁止

    E. 必须用螺旋扫描方式扫描

86. 可直接显示脊髓的影像学方法是_____。

    A. US   B. PET

    C. CT   D. DR

    E. MRI

87. FOV 概念中,错误的是_____。

    A. FOV 即扫描视野

    B. 扫描时根据扫描部位大小选定 FOV

    C. 当选定 FOV 时,像素大小与矩阵大小成反比

    D. 相位方向 FOV 减小时扫描时间不变

    E. 矩阵不变增加 FOV 时,像素尺寸增大

88. 梯度线圈的主要性能指标是_____。

    A. 梯度场强和切换率   B. 静磁场强度

    C. 射频脉冲   D. 相位和频率编码

    E. 共振频率

89. 磁共振成像设备中射频发射器的作用是_____。

    A. 产生射频信号   B. 产生主磁场强度

    C. 开启梯度场   D. 匀场

    E. 调节梯度场强度

90. 心电触发及门控技术的触发延迟起始点是_____。

    A. P 波   B. Q 波

    C. R 波   D. S 波

    E. T 波

91. 不属于评价 MR 图像质量的参数是_____。

    A. 信噪比   B. 空间分辨力

    C. 图像对比度   D. 对比噪声比

    E. 图像的大小

92. 不属于运动伪影的是_____。

    A. 生理性运动伪影   B. 呼吸伪影

    C. 大血管搏动伪影   D. 流动血液伪影

    E. 卷褶伪影

93. 磁共振成像的英文全称是 _____。

    A. Magnetic Resonance Image

    B. Magnetic Resorbent Image

    C. Magnetic Resonance Imaging

    D. Magnetic Resorbent Imaging

    E. Magnestat Resorbent Imaging

94. 关于超导磁体优点的叙述,错误的是 _____。

    A. 磁场强度高   B. 制冷液氦较贵,应定期补充

    C. 磁场均匀性好   D. 磁场强度可以调节

    E. 信噪比差

95. T_1 弛豫时间是指 _____。

    A. 纵向磁化矢量完全恢复所需要的时间

    B. 纵向磁化矢量达到最大值的 63% 所需要的时间

    C. 纵向磁化矢量达到最大值的 50% 所需要的时间

    D. 纵向磁化矢量达到最大值的 37% 所需要的时间

    E. 横向磁化矢量完全散相所需要的时间

96. 关于像素的描述,不正确的是_____。

    A. 是构成矩阵相位和频率方向上数目的最小单位

    B. 像素的大小是由 FOV 和矩阵的比值决定的

    C. FOV 不变时,矩阵越大,像素尺寸越小

    D. FOV 不变时,矩阵越小,像素尺寸越小

    E. 矩阵不变时,FOV 越小,像素尺寸越小

97. 关于体素的描述,不正确的是_____。

    A. 体素是 MR 成像的最小体积单位

    B. 层面厚度实际上是像素的厚度

    C. 体素大小取决于 FOV、矩阵及层面厚度

    D. 体素容积小时空间分辨力低

    E. 体素容积大时空间分辨力低

98. 下列叙述中不正确的是_____。

    A. 层面厚度越厚,空间分辨力越低

    B. 体素越大,空间分辨力越低

    C. FOV 不变,矩阵越大,空间分辨力越高

    D. FOV 不变,矩阵越小,空间分辨力越高

    E. 体素的大小与矩阵成反比

99. 关于 MRCP 的特点,描述错误的是_____。

    A. 不必注射造影剂   B. 能起到治疗作用

    C. 可以显示胆道系统   D. 碘过敏者亦可检查

    E. 胆道感染者应优先选择

100._____不是磁共振成像的特点。

　　A. 多参数成像,可提供丰富的诊断信息

　　B. 任意层面断层,可以从三维空间上观察人体

　　C. 无电离辐射,一定条件下可进行介入 MRI 治疗

　　D. 使用造影剂,可观察心脏和血管结构

　　E. 无气体和骨伪影的干扰,后颅凹病变等清晰可见

实训题集四答案

1. A	2. C	3. A	4. D	5. B	6. C	7. B
8. D	9. D	10. A	11. B	12. C	13. B	14. E
15. D	16. A	17. A	18. E	19. A	20. A	21. B
22. B	23. A	24. C	25. E	26. D	27. D	28. C
29. B	30. D	31. C	32. B	33. E	34. A	35. C
36. A	37. C	38. B	39. A	40. D	41. C	42. C
43. A	44. A	45. E	46. A	47. C	48. E	49. E
50. C	51. C	52. B	53. E	54. E	55. A	56. C
57. D	58. A	59. B	60. C	61. E	62. E	63. D
64. D	65. C	66. B	67. C	68. E	69. B	70. C
71. E	72. D	73. E	74. B	75. D	76. D	77. C
78. E	79. D	80. E	81. E	82. D	83. C	84. B
85. B	86. E	87. D	88. A	89. A	90. C	91. E
92. E	93. C	94. E	95. B	96. D	97. D	98. D
99. B	100. D					

附录一　常规 X 线摄影曝光参考条件

摄影体位	中心线	kV	mAs	胶片（in）	滤线栅
手后前位	第 3 掌骨头	45 ~ 50	5 ~ 10	8×10	—
手侧位	第 2 掌骨头	45 ~ 50	5 ~ 10	8×10	—
手后前斜位	第 3 掌骨头	45 ~ 50	5 ~ 10	8×10	—
手前后斜位	第 3 掌骨头	45 ~ 50	5 ~ 10	8×10	—
拇指前后位	拇指掌指关节	45 ~ 50	5 ~ 10	8×10	—
拇指侧位	拇指掌指关节	50 ~ 55	5 ~ 10	8×10	—
腕部舟骨尺偏位	尺骨桡骨茎突连线中点	50 ~ 55	5 ~ 10	8×10	—
腕关节后前位	尺骨桡骨茎突连线中点	50 ~ 55	5 ~ 10	5×7	—
腕关节侧位	桡骨茎突	50 ~ 55	5 ~ 10	5×7	—
尺骨桡骨前后位	尺骨桡骨中部	50 ~ 55	5 ~ 10	10×12	—
尺骨桡骨侧后位	桡骨外侧中点	50 ~ 55	5 ~ 10	10×12	—
肘关节前后位	肱骨内外上髁连线中点	50 ~ 55	5 ~ 10	8×10	—
肘关节轴位	尺骨鹰嘴上方 2.5 cm	50 ~ 55	5 ~ 10	8×10	—
肘关节侧位	肱骨外上髁	50 ~ 55	10 ~ 15	8×10	—
肱骨侧位	肱骨中点	50 ~ 55	5 ~ 10	8×10	—
肱骨前后位	肱骨中点	50 ~ 55	5 ~ 10	10×12	—
肩关节前后位	喙突	70 ~ 75 (60 ~ 65)	20 ~ 30 (15 ~ 20)	10×12	+/-
肩胛骨上臂外展前后位	喙突下方 4 ~ 5 cm	70 ~ 75 (60 ~ 65)	20 ~ 30 (15 ~ 20)	8×10	+/-
锁骨后前位	锁骨中点	70 ~ 75 (60 ~ 65)	20 ~ 30 (15 ~ 20)	10×12	+/-
足前后位	第 3 跖骨基底部	45 ~ 50	5 ~ 10	10×12	—
足内斜位	第 3 跖骨基底部	45 ~ 50	5 ~ 10	10×12	—
足外斜位	第 3 跖骨基底部	45 ~ 50	5 ~ 10	10×12	—

摄影体位	中心线	kV	mAs	胶片(in)	滤线栅
足侧位	足中部	45～50	5～10	10×12	—
跟骨侧位	内踝下 2 cm	45～50	5～10	10×12	—
跟骨轴位	中心线向足趾倾斜 45° 对准跟腱部	50～55	5～10	8×10	—
踝关节前后位	内外踝连线中点上 1 cm	50～55	5～10	8×10	—
胫骨腓骨前后位	胫骨腓骨中点,包括两端关节	50～55	5～10	8×10	—
胫骨腓骨侧位	小腿中点	50～55	5～10	8×10	—
膝关节侧位	髌骨下缘与腘窝皮肤褶线中点	50～55	5～10	10×12	—
膝关节前后位	髌骨下缘	50～55	5～10	10×12	—
髌骨轴位	髌骨下缘	55～57	5～10	10×12	—
股骨侧位	股骨中部	60～65(55～60)	10～15	14×17	+/-
股骨前后位	股骨中部	60～65(55～60)	10～15	14×17	+/-
髋关节前后位	髂前上棘与耻骨联合上缘连线的中点向外下做垂线 5 cm	70～75	10～15	14×17	+
骨盆前后位	两侧髂前上棘连线中点与耻骨联合上缘连线的中点	75～70	30～40	14×17	+
腹部仰卧前后位	剑突与耻骨联合连线的中点	70～75	30～40	14×17	+
胸部后前位	第 5 胸椎	70～75(60～65)	20～30(15～20)	14×14	+/-
胸部左前斜位	第 5 胸椎	75～80	30～40	14×14	+
胸部右前斜位	第 6 胸椎	75～80	30～40	14×14	+
胸部侧位	第 5 胸椎脊液中线前 5 cm	75～80	30～40	14×14	+
颈椎前后位	甲状软骨	50～55	15～20	8×10	+
颈椎侧位	甲状软骨平面颈部后缘连线的中点	70～75	20～30	8×10	+
颈椎左前斜位	甲状软骨平面颈部中点	70～75	20～30	8×10	+
颈椎右前斜位	甲状软骨平面颈部中点	70～75	20～30	8×10	+

摄影体位	中心线	kV	mAs	胶片（in）	滤线栅
胸椎前后位	第 6 胸椎（颈静脉切迹与剑突连线的中点）	70～75	30～40	12×15	+
胸椎侧位	第 7 胸椎	70～75	40～50	12×15	+
腰椎正位	脐上 3 cm	70～75	30～40	12×15	+
腰椎侧位	髂嵴向上 3 cm	75～80	40～50	12×15	+
骶髂关节前后位	骶骨向头斜 15°～20° 对趾骨联合上缘	70～75	30～40	10×12	+
骶骨尾骨前后位	骶骨向头斜 15°～20°，尾骨向足斜 15°，经对侧趾骨上 3 cm 射入	75～80	40～50	10×12	+
骶骨尾骨侧位	经骶骨中部的髂后下棘平面	80～85	30～40	10×12	+
头颅前后位	枕外隆突	70～75	30～40	10×12	+
头颅侧位	外耳孔前上各 2.5 cm	70～75	30～40	10×12	+
颅底颌顶位	两侧下颌角连线的中点	75～80	40～60	10×12	+
瓦氏位	垂直暗盒,经鼻根入射	70～75	30～40	8×10	+
柯氏位	向足端倾斜 23°，经鼻根射入	75～80	30～40	8×10	+
劳氏位	向足端面端倾斜 15°，对侧外耳孔后及上方各 4.5 cm	60～65	30～40	8×10	+
梅氏位	向足端及倾斜 45°，经对侧眼眶外上方 7 cm 射入，从被检侧乳突尖部射出	60～65	30～40	8×10	+

附录二　医学影像检查技术实训任务书

医学影像检查技术实训任务书

班级：　　　　　　学号：　　　　　　姓名：

学习任务		
工作计划	工作时间	
	设备器材	
	胶片大小	
	摄影体位	
	体位要点	
	摄影标记	
	中心线	
	焦-片距	
	滤线设备	
	呼吸状态	
	摄影条件	kV：　　　　mA：　　　　s：
质量评估		
人员组成		

参考文献

[1]　王鸣鹏.医学影像技术学(CT检查技术卷)[M].北京:人民卫生出版社,2012.

[2]　王骏.医学影像技术模拟试卷及答案详解[M].北京:国防工业出版社,2011.

[3]　李萌,余建明.医学影像技术学(X线摄影技术卷)[M].北京:人民卫生出版社,2011.

[4]　燕树林.医学影像技术学术语详解[M].北京:人民军医出版社,2010.

[5]　燕树林,牛延涛.医学影像技术学术语详解[M].北京:人民军医出版社2010.

[6]　黄林.医学影像技术学:急诊检查技术卷[M].北京:人民卫生出版社,2011.

[7]　袁聿德.医学影像检查技术学[M].2版.北京:人民卫生出版社,2006.

[8]　隗志峰.医学影像检查技术实训[M].北京:化学工业出版社,2013.

[9]　张云亭.医学影像检查技术学[M].2版.北京:人民卫生出版社,2006.

[10]　袁聿德.全国高等职业技术教育教材:医学影像检查技术[M].北京:人民卫生出版社,2008.

[11]　赵汉英.全国卫生院校高职高专教学改革实验教材:医学影像检查技术[M].北京:高等教育出版社,2005.

[12]　黄祥国.医学影像设备学[M].北京:人民卫生出版社,2009.

[13]　付建国.全国卫生院校高职高专教学改革实验教材:医学影像设备学[M].北京:高等教育出版社,2005.

[14]　王鹏程.放射物理与防护[M].北京:人民卫生出版社,2009.

[15]　余建明.放射物理与防护[M].北京:高等教育出版社,2005.

[16]　李月卿.医学影像成像原理[M].2版.北京:人民卫生出版社,2009.

[17]　黄泉荣.全国卫生院校高职高专教学改革实验教材:医学影像成像原理[M].北京:高等教育出版社,2005.